MARTHA LEAR

Journaliste, spécialiste entre autres des sujets médicaux, auteur de plusieurs best-sellers aux États-Unis, Martha Lear a longtemps écrit pour le *New York Times Magazine*, et collabore à de nombreuses revues.
Elle vit à New York avec son mari.

Mais où sont passées mes lunettes ?

Comment gérer au quotidien les petits troubles de la mémoire

POCKET Évolution

Des livres pour vous faciliter la vie !

Laurie Ashner & Mitch Meyerson
Qu'est-ce qui m'empêche de me sentir bien ?
En finir avec l'insatisfaction chronique

Tal Ben-Shahar
L'apprentissage du bonheur
Principes, préceptes et rituels pour être heureux

Robert Emmons
Merci !
Quand la gratitude change nos vies

Isabelle Nazare-Aga
Approcher les autres, est-ce si difficile ?
Tisser des liens beaucoup plus simplement

Bertrand Poncet
Le bien-être à votre portée
Méditation, relaxation, massage, respiration

Matthieu Ricard
L'art de la méditation
Pourquoi méditer ? Sur quoi ? Comment ?

Astrid Schilling
Le Feng Shui de l'amour
Concilier amour et Feng Shui pour une vie des plus harmonieuses

Martha Lear

Mais où sont passées mes lunettes ?

Comment gérer au quotidien les petits troubles de la mémoire ?

Préface du Pr Bruno Dubois

Traduit de l'américain par Daphné Bernard

BELFOND

Titre original :
Where did I leave my glasses ?

Le papier de cet ouvrage est composé de fibres naturelles, renouvelables, recyclables et fabriquées à partir de bois provenant de forêts plantées et cultivées durablement pour la fabrication du papier.

ISBN : 978-2-266-19711-3

Pour Machin-Chose
(Je crois que ça commence par un A)

Préface

Qui ne s'est jamais plaint de ne pas se rappeler le nom d'un collaborateur ou d'un ami, d'entrer dans une pièce sans savoir ce qu'il vient y chercher, d'oublier le contenu d'un livre ou d'un film, de chercher ses clés ou ses lunettes ? Pendant nos consultations à l'hôpital de la Salpêtrière, nous voyons de plus en plus de jeunes cadres dynamiques qui, la cinquantaine à peine passée, se plaignent d'une mémoire défaillante et réclament un traitement préventif. Mais préventif de quoi ? Il règne, en effet, une grande confusion entre la plainte de mémoire et la maladie d'Alzheimer. Le vieillissement cérébral entraîne naturellement une diminution des ressources attentionnelles ou un ralentissement de la vitesse de traitement de l'information. La maladie d'Alzheimer, quant à elle, est une maladie. Ce truisme pour rappeler qu'elle n'a rien en commun avec une banale plainte attentionnelle. Cet ouvrage aborde avec humour et rigueur un sujet qui prend une place grandissante dans les préoccupations de nos contemporains : les troubles de la mémoire.

***

Grâce aux progrès de la médecine, et cela est fort heureux, nous vivons de plus en plus âgés : merci aux antibiotiques, qui nous ont guéris de la peste, de la tuberculose et de la typhoïde… merci au traitement antihypertenseur, qui nous a permis d'échapper à l'accident vasculaire… merci aux règles d'hygiène et de diététique, qui nous ont appris à bien nous comporter pour diminuer le risque de cancer. Ce faisant, nous gagnons trois mois de longévité tous les ans et pouvons espérer vivre, bon pied bon œil, jusqu'à 84 ans pour les femmes, et au moins 77 ans pour les hommes. Bon pied, bon œil ? Oui et non, car l'arthrose pointe, notre vue baisse et notre cerveau se fatigue. Si l'allongement de la durée de vie est une conquête majeure de l'humanité, il a aussi un prix : le vieillissement de la population a pour effet d'augmenter de façon importante la prévalence de la maladie d'Alzheimer. L'apparition de plus en plus fréquente de cette pathologie chez nos ascendants (ne dit-on pas qu'elle est héréditaire ?) et la médiatisation importante qui en résulte (n'entendons-nous pas partout qu'il faut se mobiliser précocement pour lutter contre ces troubles de la mémoire ?) expliquent l'inquiétude grandissante concernant cette maladie. Elle est devenue une des angoisses majeures des sociétés occidentales. D'après des enquêtes récentes, elle devancerait même la hantise du cancer. Rappelons-nous cette chanson au message prémonitoire : « J'ai la mémoire qui flanche, j'me souviens plus très bien… »

***

Se plaindre de perdre la mémoire n'a rien à voir avec une maladie de la mémoire. Il s'agit d'un phénomène banal, résultant le plus souvent d'un trouble attentionnel qui trouve son explication dans l'évolution récente des sociétés dites « modernes ». Nous recevons, en effet, de plus en plus d'informations en temps réel. La radio, la télévision, l'Internet nous bombardent en permanence d'actualités venant du monde entier. Nous avons participé, d'heure en heure, à la campagne pour l'élection présidentielle aux États-Unis. Les moindres éruptions volcaniques, tremblements de terre ou tornades en un point quelconque du monde nous parviennent instantanément et mobilisent notre attention... Sans compter l'accélération de notre vie personnelle, e-mails incessants, appels sur téléphone portable, messages écrits qu'il nous faut gérer le plus rapidement possible... Sans oublier, non plus, ces déplacements d'un continent à l'autre, toujours organisés dans l'urgence... Nous assistons à un raccourcissement inquiétant du temps et de l'espace. Comment notre système attentionnel pourrait-il, dans ces conditions, conserver une trace de toutes ces informations qui, à peine lues ou entendues, sont déjà remplacées par d'autres ? Notre cerveau ne s'est pas (ou pas encore !) adapté à cette évolution si récente. Si l'évolution darwinienne s'est faite sur des millions d'années, acceptons que la mue de notre cerveau prenne quelques décennies ! Il suffit de nous rappeler quelle était la vie de nos grands-parents. Pas d'informations hormis celles du journal quotidien local, lues avec attention ; un ou deux coups de téléphone dans la journée ; quelques visites à des amis de temps à autre ; un voyage à l'occasion pour passer Noël en famille ou pour réveillonner chez des proches. Ainsi, lorsque ma grand-mère est allée rendre visite à l'un de ses fils à Edmonton, au Canada, elle a fait la première page du journal local avec un mot de bienvenue ! Cette anecdote pour rappeler que, il y a soixante ans, un voyage transatlantique était encore un événement.

***

Notre système attentionnel est donc sollicité de façon excessive, nous obligeant à fonctionner en attention dite « divisée » : nous devons partager nos ressources attentionnelles en fonction de l'ensemble des informations qui nous arrivent simultanément de différentes sources, pour tenter d'en garder la trace. Il n'est pas surprenant, dans ce cas, qu'une partie de ces messages ne soit pas enregistrée, en particulier lorsque ceux-ci ne sont pas suffisamment importants pour mobiliser nos ressources attentionnelles de manière efficace. Ainsi en est-il des lunettes : nous les posons généralement à un endroit opportun lorsque notre attention est absorbée par une tâche précise : aller ouvrir la porte quand la sonnette a retenti ; éteindre le four qui a sonné ; répondre au téléphone… Concentrés sur cette action, nous n'avons pas mémorisé l'endroit où nous avons déposé nos lunettes : c'était un acte machinal. Dans cette situation, il n'est pas surprenant que notre mémoire nous fasse défaut, comme nous l'expliquerons plus loin.

***

Que fait le médecin pour rassurer le cadre dynamique venu le consulter ? Il le soumet tout simplement à des examens de mémoire, dont les résultats seront très probablement normaux. L'objectif de ces tests est, justement, de contourner l'étape attentionnelle pour n'étudier que la mémoire. Contrairement à la vie quotidienne, où le sujet est confronté à des informations multiples présentées de façon parallèle (attention divisée), l'examen privilégiera la transmission d'une information unique (attention soutenue), seule manière d'étudier ses capacités de mémorisation réelle. En s'assurant que le sujet a bien été attentif à l'information transmise, il sera possible de mesurer sa capacité à la mémoriser. Cet examen permet ainsi de faire la part entre la plainte de mémoire et la maladie d'Alzheimer. Plus de cinquante pour cent des adultes de plus de 55 ans se plaignent de leur mémoire. Si c'est la majorité (plus de cinquante pour cent des cas), c'est donc la norme. En d'autres termes, il est normal de se plaindre de sa mémoire à partir d'un certain âge. Seuls ceux qui ne se plaignent pas devraient s'inquiéter !

Cette injonction, volontairement paradoxale, n'est pas totalement sans fondement quand on sait que les patients souffrant de la maladie d'Alzheimer ne se plaignent habituellement d'aucun trouble : c'est l'anosognosie, terme médical faisant référence à la méconnaissance par le patient des symptômes qu'il présente. Ainsi, déplorer les défaillances de sa mémoire ne veut pas dire que l'on est effectivement malade, bien au contraire. Pour comprendre ce fait, il est nécessaire d'expliquer le processus que parcourt un message sensoriel pour être mémorisé. Il doit en effet être traité dans trois circuits différents et successifs.

***

Il faut d'abord qu'il soit bien enregistré. Le cerveau est un organe de perception. Il répercute les stimuli qu'il reçoit par différents canaux : visuel, auditif et sensitif… La qualité de l'enregistrement de l'information, encore appelée stimulus, est déterminante pour l'efficacité du rappel que le sujet pourra en réaliser ultérieurement. Si le sujet n'est pas très attentif à l'information reçue, celle-ci ne sera pas bien enregistrée. Dans certains cas, la perte de mémoire permettra ainsi de diagnostiquer chez le patient un manque d'attention lié à un état dépressif (les ruminations mentales et la tristesse de l'humeur perturbent l'enregistrement mnésique), un syndrome anxieux (les préoccupations anxieuses diminuent la disponibilité attentionnelle), un trouble du sommeil (le sommeil est nécessaire à la consolidation mnésique) ou les effets secondaires liés à la prise de certains médicaments pouvant interagir avec le processus attentionnel. Prenons l'exemple d'une personne déprimée : ses préoccupations, ses ruminations mentales, son anxiété du moment l'empêcheront d'accorder toute l'attention nécessaire à l'information qu'elle reçoit ou à l'événement auquel elle participe. Étant mal enregistrés, ces derniers seront mis en mémoire de façon non satisfaisante. Il ne sera donc pas surprenant que le patient déprimé se plaigne d'avoir des troubles de la mémoire.

***

Après avoir été enregistrée, l'information doit être transférée vers le système de mémorisation, dont la finalité est de transformer l'information perçue en trace mnésique. Ce système implique des régions du cerveau maintenant bien identifiées : il s'agit en particulier de l'hippocampe et du circuit dit « de Papez » (du nom de celui qui l'a décrit pour la première fois). Une lésion bilatérale de ces structures entraîne l'incapacité totale de créer une trace mnésique à partir de l'information perçue. En d'autres termes, la scène dont nous sommes le témoin ne pourra pas être gravée dans notre disque dur. Elle sera définitivement perdue, même si nous y avons été attentifs : c'est le syndrome « de la toile cirée ».

***

Dans la troisième et dernière situation, l'information a bien été enregistrée. Mais c'est la récupération de cette trace qui peut être difficile, notamment au cours du vieillissement normal : c'est le phénomène classique du « mot sur le bout de la langue ». Le sujet sait qu'il sait, mais il n'arrive pas à récupérer l'information car celle-ci nécessite l'activation de stratégies cognitives qui sont principalement sous le contrôle des lobes frontaux. Au cours du vieillissement normal, on constate une diminution de la perfusion et du métabolisme cérébral dans les régions frontales, entraînant une difficulté d'activation des stratégies cognitives. Cette situation est tout à fait banale et renvoie, là encore, à une diminution des ressources attentionnelles liée au vieillissement.

Si, dans ces trois situations, le sujet se plaint de sa mémoire, seule la difficulté de mise en mémoire (liée à l'atteinte des formations hippocampiques) est préoccupante. Or nous disposons aujourd'hui de tests de mémoire nous permettant d'étudier précisément les circuits de mise en mémoire. En général, d'ailleurs, la performance des sujets ayant des troubles attentionnels s'avère parfaitement normale au cours de ces tests... En résumé, une mémoire défaillante est souvent le prix à payer quand on a la chance de vivre plus âgé. Elle peut aussi aider à diagnostiquer un trouble psychologique. Beaucoup plus rarement une maladie d'Alzheimer. Car, rappelons-le, un patient atteint de la maladie d'Alzheimer n'est généralement pas conscient de ses propres troubles. Ce n'est pas lui qui se plaint, mais son entourage. Cette observation m'avait conduit, il y a quelques années, à postuler le paradoxe suivant : « Plus les sujets se plaignent de leur mémoire, moins ils présentent le risque d'être atteints d'une maladie de la mémoire. » C'est l'intérêt de ce livre que de rétablir quelques vérités et de rassurer à juste titre.

Pr Bruno Dubois

Le Pr Bruno Dubois est chef du service neurologie à l'hôpital de la Pitié-Salpêtrière et directeur de recherches à l'Inserm. Il est également président du comité scientifique de l'Association France-Alzheimer.

Mais d'abord (avant d'oublier)…

C'est rassurant – pas totalement, mais c'est mieux que rien – de savoir que de plus en plus de gens se plaignent d'avoir de moins en moins de mémoire.

J'écris *de plus en plus de gens* en connaissance de cause. Cela n'inclut pas tout le monde. Mais ça nous implique, *nous, les gens qui avons la mémoire qui flanche*. Nous qui oublions les noms propres, l'endroit où nous avons mis nos clés ou ce que nous voulions dire. Nous qui avons de vrais trous de mémoire ou qui sommes en proie au « syndrome du mot sur le bout de la langue ». Si ce fléau ne vous a pas encore touché, inutile de lire ce livre. Il n'est pas pour vous. En tout cas, pas dans l'immédiat.

Maigre consolation : cette maladie touche la Terre entière. Chaque pays a ses mots pour l'exprimer. Pour les Italiens, c'est : *« sulla punta della lingua »*. Les Français, qui pourtant aiment bien se singulariser, utilisent l'expression : *« sur le bout de la langue »*. Les Suédois, eux, disent : *« jag har det pa tungan »* ; les Croates : *« na vrhu jezika mi je »* ; les Hollandais : *« op het punje van mijn tong »*. Qu'importe la langue ! L'important, c'est que les uns et les autres décrivent la même sensation exactement de la même façon. Au Japon, ils souffrent autant mais l'expriment d'une octave plus bas : « C'est coincé dans ma gorge. »

Je trouve ça réjouissant. Non pas que les pertes de mémoire soient particulièrement hilarantes, en tout cas pour ceux qui en sont victimes, mais imaginer une chorale mondiale entonnant d'une seule voix : « De quoi est-ce que je parlais ? *Je l'ai sur le bout de la langue* » me fait rire. La tour de Babel n'est plus ce qu'elle était !

Examinons de plus près nos pertes de mémoire. Les vôtres et les miennes.

Voici les miennes :

Les adjectifs m'échappent. Les verbes me fuient. Les noms, surtout les noms propres, me mettent à la torture. Je peux faire votre connaissance à une fête, avoir une longue conversation avec vous, tomber sous votre charme, être persuadée d'être votre amie pour toujours et, le lendemain, ne pas me souvenir de votre nom. (Ne le prenez pas mal, vous n'êtes pas en cause. En revanche, si *vous* ne vous rappeliez pas *mon* nom, je vous promets que je serais vexée.)

Souvent, j'oublie ce que j'ai mangé la veille au soir. Sans parler de la conversation que j'ai eue avec mon mari pendant ce même dîner. Pourtant, je peux restituer assez précisément la teneur générale de nos discussions à table :

— J'ai commencé à te dire quelque chose.

— Quoi ?

— Je ne m'en souviens pas.

Ou bien :

— J'ai vu Machin-Chose aujourd'hui.

— Qui donc ?

— Tu sais bien ! Trucmuche.

— Ah ! Où ça ?

Ou encore :

— Tu te souviens que je t'ai demandé de me rappeler de téléphoner à quelqu'un ?

— Oui.

— C'était qui ?

— J'ai oublié.

Et encore :

— Qu'est-ce que je cherchais ?

— Comment veux-tu que je le sache ?

— C'est toi qui m'as demandé de le chercher.

— Mais de chercher quoi ?

Ou enfin :

— On parlait de quoi ?

— Tu disais que tu avais vu Machin.

— Non, avant ça !

— Je ne me rappelle pas !

— La barbe ! J'ai oublié !

Quelques échantillons parmi les plus anodins.

Certains spécialistes de la mémoire – j'en ai interviewé un tas – pensent qu'il s'agit d'un problème lié à notre style de vie : nous avons trop de choses en tête.

— Prenez cet exemple, me raconte un gériatre : sur le trajet de ma chambre à la cuisine, je pense à mes malades à l'hôpital, à appeler un réparateur pour mon ordinateur, à passer au pressing avant d'aller à l'hôpital. Quand j'arrive à la cuisine, j'ai oublié pourquoi je m'y trouve.

L'âge de ce médecin : quarante-trois ans !

En d'autres termes, les pertes de mémoire ne seraient pas une question d'âge mais de « bourrage de crâne ».

N'en croyez pas un mot. C'est vraiment la faute du vieillissement !

Et, je vous en conjure, croyez-moi sur parole. Car imaginez que vous déménagiez à la campagne, passiez des journées entières dans une balancelle sans avoir à faire de visites à l'hôpital, ni à aller au pressing, ni à appeler le réparateur pour l'ordinateur et que, malgré ça, vous ne vous souveniez pas du nom du chien de votre voisin, eh bien, vous seriez vraiment inquiet !

Concernant mes amies de longue date dont les âges s'étalent de la quarantaine aux abords de la vieillesse, c'est la même histoire. On se réunit pour regarder, comme chaque année, la cérémonie des Oscars – sous prétexte, bien sûr, de voir les robes du soir des stars – quand une copine s'exclame :

— L'actrice aux grosses lèvres, elle s'appelle comment ? J'oublie toujours son nom.

— C'est à moi que tu le demandes ? répond l'une d'entre nous.

— Je ne me souviens de rien, gémit une troisième.

— Tu n'es pas la seule ! renchérit une quatrième.

On éclate toutes de rire – jaune !

En fait, le spectre de la maladie d'Alzheimer nous hante. Nous nous l'avouons à mi-voix, avec un petit sourire pour montrer qu'on plaisante – à moitié.

Un an avant de commencer à écrire ce livre, je plaisantais moins. J'étais atteinte d'un mal nommé, dans le langage populaire, « j'ai le mot sur le bout de la langue ».

Non seulement je ne me souvenais plus du nom des gens, non seulement je devais établir des listes des choses à faire, mais je n'arrivais plus à penser de façon cohérente. Alors que j'écrivais d'une façon logique, amenant mon lecteur du point A au point C (un must quand on pond des documents ou des articles pour les magazines, et non des romans), soudain, tout s'embrouillait dans ma tête. En un instant, je cessais de raisonner, je ne savais plus où j'en étais, mon bel échafaudage intellectuel s'écroulait. Ça me rendait dingue.

Pour ne rien arranger, il m'arrivait souvent de ne pas pouvoir relire ce que j'écrivais : j'avais perdu mes lunettes.

Ayant atteint un stade d'angoisse avancé, je suis allée consulter le directeur d'un programme d'aide à la mémoire d'un des principaux hôpitaux new-yorkais. Dans les grandes villes américaines, ces programmes sont courants. Ils traitent surtout les personnes atteintes d'une pathologie, mais répondent à de nombreux appels au secours de gens comme moi – qui ne comprennent rien à leurs pertes de mémoire, sont terriblement inquiets et cherchent à être rassurés.

J'ai été servie ! Après une batterie de tests, il m'a affirmé que je ne souffrais de rien d'anormal et m'a renvoyée chez moi. En sortant de son cabinet, je marchais sur un petit nuage. Certes, mes pertes de mémoire continuent à m'exaspérer, mais sachant que je suis *normale*, je n'ai plus d'insomnies. Ce qui semble améliorer ma mémoire.

Si seulement on pouvait être plus relax ! La possibilité d'être atteint de démence[1] existe, évidemment. Ou d'être écrasé par un camion. Mais il est plus probable que nos pertes de mémoire soient tout simplement la conséquence de l'âge. C'est le prix à payer pour cette longévité nouvelle. Et c'est un moindre mal par rapport à ce qui pourrait arriver. Comme on le verra plus loin, la situation présente même quelques avantages.

1. Dans ce contexte, le mot « démence » désigne une dégradation progressive des capacités psychiques et mentales. *(N.d.T.)*

Loin de moi l'idée de vanter les bénéfices de l'âge. Ces pertes de mémoire que nous allons étudier se nomment parfois « légers oublis ». Mais au diable les euphémismes ! Appelons un chat un chat. N'oublions pas une chose : rien de plus *normal* que ces oublis ! « Normal » : un mot délicieux qui nous permet de passer à autre chose.

Une précision : si un chapitre de ce livre traite de notre obsession de la maladie d'Alzheimer, et qu'un autre chapitre établit la différence entre les oublis normaux et ceux qui sont préoccupants, ce livre ne vous dit pas « tout ce que vous devez savoir sur la maladie d'Alzheimer » !

Vous n'y trouverez pas non plus les autres formes de démence – dont, paraît-il, il existe soixante-dix variétés : soixante-dix sortes que nous n'aurons jamais, j'espère, à détailler. Je ne connais pas grand-chose à leur sujet. En revanche, croyez-moi, j'en sais beaucoup sur les variétés ordinaires de pertes de mémoire qui nous affectent autour de la cinquantaine (en réalité, bien plus tôt, mais nous en reparlerons), nous amusent vaguement, nous frustrent énormément et nous laissent perplexes.

Les déficiences *normales* de la mémoire sont étudiées ici. Quand, comment, pourquoi elles nous touchent. J'ai interrogé de brillants spécialistes (ils n'ont pas toujours été d'accord entre eux) – psychiatres, psychologues, neurophysiciens, informaticiens, biologistes –, tous animés par la même passion : décortiquer le bon et le mauvais fonctionnement de la mémoire. Les choses qu'on oublie en premier *(voir chapitre 1)* et comment y remédier ; et puis ce qu'il est impossible d'oublier *(voir chapitre 6)*.

Vous découvrirez la différence entre la mémoire des hommes et des femmes, sa partie innée et la diversité de comportements qu'elle engendre selon le sexe. Nous verrons comment l'alimentation agit sur la mémoire, comment exercer sa mémoire et son influence sur le mode de vie. Plus étonnant encore : oublier exprès, sans que ça soit forcément d'une façon consciente.

Et quelques bizarreries : pourquoi retenons-nous (hélas !) les douleurs émotionnelles et pas les souffrances physiques ? Pourquoi la mémoire nous joue-t-elle des tours ? Pourquoi nos enfants et petits-enfants en sauront plus que nous à la fin de leur vie mais se souviendront moins que nous ? Pourquoi est-il vital de pouvoir oublier ?

Et puis quelques réponses à de grandes questions : peut-on comparer notre mémoire à celle des ordinateurs ? Comment la faculté d'oublier est-elle inscrite dans notre code génétique ? Qu'est-ce que l'avenir réserve à notre mémoire (inimaginable !) ?

Tout au long du livre, vous trouverez les témoignages de nombreux amis, collègues ou inconnus qui ont accepté de me parler de certaines pertes de mémoire qu'ils auraient préféré oublier. Ils vous rappelleront sûrement de cuisants souvenirs !

J'aimerais les remercier tous… mais leurs noms m'échappent !

1

Dites bonjour à… Machin-Chose : un problème de noms

DÉCOR : Dans un bus à Manhattan, comme on les décrit dans le *New York Times.*

PERSONNAGES : Deux femmes d'âge moyen discutant du film qu'elles veulent aller voir le soir même.

— J'ai envie de voir ce film, tu sais, avec cette actrice aux longs cheveux bruns…

— C'est quoi le titre ?

— Tu sais bien, il y a ce type dedans…

— Le type marié à cette chanteuse ?

— Non, l'autre !

— Ah ! Ce film-là. Je vois ce que tu veux dire. Il y a cet acteur si drôle, plutôt petit.

— Oui, oui !

— On m'a dit que c'était pas terrible !

— Qui t'a dit ça ?

— Un critique dans un journal. Je ne me rappelle pas son nom. Il passe aussi à la télé.

— Ah oui, je vois ! Bizarre, non ? La fille de la radio l'a adoré !

— Le critique a trouvé le film rasant et trop long.

— Bon, trouvons-en un autre. Celui qui se passe dans un avion ?

Un dialogue qui me va droit au cœur. J'ai l'impression d'être une de ces femmes. Aucun doute à ce sujet.

Me voici courant après un nom dans les corridors obscurs de ma cervelle. *« Petit, petit, viens ici »*, mais le sale gosse m'échappe, fait semblant de m'attendre, me laissant croire que je vais l'attraper, puis s'amuse de me voir tour à tour embêtée, exaspérée, scandalisée et finalement prise d'un rire de dépit. Dire qu'il me fait ça à moi, l'experte en écriture, obligée de fouiller dans le noir à la recherche d'un Pierre, Paul ou Jacques... Vraiment ridicule !

La même rengaine me tarabuste : « Tu vois de qui je parle, j'ai oublié son nom, je l'ai sur le bout de la langue, ça me rend folle, ce type s'occupait de consommation, *mais comment s'appelait-il, bon sang* ? »

Parfois votre époux, comme le fait le mien, tente de vous aider :

— Je crois que ça commence par un C.

Si vous avez de la chance, il n'insiste pas. Une fois, le mien m'a réveillée à l'aube pour me lancer, triomphant :

— C'est Ralph Nader !

Et l'échange habituel a suivi :

— Tu m'avais dit que ça commençait par un C.

— Jamais de la vie !

Les noms ! Les noms ! Des épines dans le talon d'Achille de nos mémoires.

Qu'est-ce qu'on est certain d'oublier ? C'est la question que j'ai posée à tous mes interlocuteurs, pour ce livre (y compris les spécialistes qui, malgré leur petite quarantaine, ont eux aussi parfois quelques blancs).

Dans le désordre, nous avons :

1. Où ai-je fourré mes lunettes ?
2. Qu'est-ce que j'étais en train de dire ?
3. Je suis venu chercher quoi ici ?
4. Je t'ai demandé de me rappeler quelque chose… Oui, mais quoi ?
5. Comment s'appelle-t-il (ou elle) ?

Tous sont ex æquo, ou presque : le numéro 5 arrive largement en tête.

Et chez la majorité des gens. Bien sûr, les gènes gratifient parfois certaines personnes d'une meilleure mémoire. Mais la plupart des autres commencent par oublier les noms. Comme si nos cerveaux étaient occupés par de mauvais génies qui s'amusaient à court-circuiter nos réseaux pour nous rendre chèvres.

Au fil du temps, nous observons que nous avons du mal à trouver d'autres mots – noms communs, verbes, adjectifs, etc. Mon mari et moi, tous deux écrivains et travaillant dans des pièces adjacentes, nous nous envoyons sans arrêt des SOS :

— Quel est l'adjectif pour dire que quelque chose est impossible à nier, car c'est l'évidence même ?

— « Irréfutable » ?

— Oui, merci !

Mais rien ne nous donne autant de mal que les noms propres. Nous le savons tous – sans rien y comprendre vraiment.

Où est la logique là-dedans ? Pourquoi les noms propres précisément ? Je me pose la question en me triturant les méninges. Et ce n'est que le début d'une myriade d'interrogations. *Qui* donc oublie les noms ? Sommes-nous tous victimes de l'âge ou quelques-uns s'en tirent-ils mieux ? Et selon quel processus ? (Oui, oui, je sais que nous vieillissons. Mais qu'est-ce qui se passe là-haut ? Et ce processus inconnu commence quand ? Et où se cache le prénom que je cherche dans l'intervalle exaspérant où il disparaît et réapparaît ? Et qu'est-il possible de faire pour y remédier ?)

Bon, pour commencer : pourquoi oublions-nous les prénoms ?

D'abord, parce qu'ils ne veulent rien dire.

Sauf pour quelques-uns – Romain, Clément, Violette, Agathe, Marine, Victoire… (D'autres ont un sens insoupçonné, comme Iris, qui – mais peut-être le saviez-vous ? – signifie « couleurs de l'arc-en-ciel », et Daphné, qui désigne un arbuste aux fleurs vénéneuses. Sans parler de Robert, qui, au pluriel et en argot…)

Bref, un prénom ne renvoie à rien, sauf à quelqu'un qui porte le même nom, ce qui ne fait que compliquer les choses. Il n'a pas de contexte. Il n'appartient à aucune catégorie de mots et n'a aucun lien avec quoi que ce soit… sauf ce que vous avez en mémoire.

Ainsi, à l'inverse de mots comme « abat-jour », « chaussure » ou « ferme », un prénom ne fournit pas l'essentiel : il ne déclenche aucune association d'idées. Ce qui est une vraie catastrophe, car la mémoire fonctionne par associations d'idées.

Minute papillon ! Si les noms nous torturent parce qu'ils sont dépourvus de sens, ils l'étaient tout autant quand nous étions enfants, et à l'époque ne posaient aucun problème. Pourquoi maintenant ?

Ce qui nous amène à la question suivante : qu'est-ce qui déclenche ce processus qui nous rend dingues ?

Plusieurs choses.

Selon le Dr Norman Relkin, neurologue, des tas de gens se plaignent à lui en disant : « Dans le temps, j'allais à un cocktail et je me souvenais des noms de tous les invités ; et maintenant, c'est impossible. Pourquoi ? »

Voici l'explication qu'il m'a fournie : deux complications interviennent avec l'âge, et se cumulent à l'oubli des noms. Premièrement : il devient de plus en plus difficile de faire plusieurs choses à la fois. Deuxièmement : l'acquisition de nouvelles connaissances prend plus de temps.

— Si vous conjuguez toutes ces difficultés, vous comprenez le problème…, a-t-il conclu.

Absolument.

Alors, qui en est atteint ? Un jour ou l'autre, serons-nous tous affectés ?

Triste réponse : pour une grande majorité. Quelques rares spécimens traversent en effet la vie en conservant une mémoire intacte jusqu'à un âge très avancé (au-delà de quatre-vingt-dix ans, d'après la définition des démographes). Comment l'expliquer ?

Le débat fait rage parmi les spécialistes. Ces bienheureux ont-ils bénéficié d'une alimentation saine, d'un sommeil abondant, d'une activité sportive et intellectuelle équilibrée ? (Sont à la mode, et chaudement recommandés, les échecs et les mots croisés. Mais tout le monde n'est pas d'accord à ce sujet, comme vous le verrez au chapitre 5. Quoi qu'il en soit, ces passe-temps ne peuvent pas vous faire de mal, sauf si vous en usez et abusez, comme ça m'arrive souvent, pour remplacer d'autres activités plus essentielles.)

Toutes les études montrent qu'une bonne hygiène de vie ne peut être que positive, mais les gens qui ont une excellente mémoire auront toujours une excellente mémoire. Ils pourraient passer la nuit à regarder des vieux films policiers en se bourrant de pizzas et continuer à avoir une excellente mémoire. Question de gènes !

Autre hypothèse émise par les spécialistes de la cognition : l'éducation fait la différence. Les gens ayant un niveau élevé d'éducation auraient appris à résoudre les problèmes, et cette gymnastique intellectuelle influencerait le fonctionnement de leur cerveau. Pourtant, je connais un tas d'agrégés dont la mémoire est pire que la mienne... mais c'est hors de propos. Pour revenir à nos moutons, si vous êtes d'âge moyen (c'est-à-dire entre quarante-cinq et soixante-cinq ans), sans aucun problème de noms, estimez-vous heureux. Vous êtes même bienheureux !

Question suivante : quand est-ce que ça commence ?

La réponse du Dr Relkin m'a laissée baba :

— Même chez une personne qui a fait des études supérieures et dont le milieu social est élevé, les fonctions primaires de la mémoire commencent à décliner *à l'âge de vingt ans* ! (J'ai ajouté les italiques.) Cela fait partie de la biologie du cerveau.

D'après lui, les techniques modernes ont permis aux spécialistes de mesurer l'évolution du cerveau sur une longue période :

— On a pu découvrir que, sur l'ensemble de la population, le cerveau rétrécissait d'un demi pour cent par an.

— À partir de quel âge ?

— D'après les études que j'ai consultées, ça débute autour de la trentaine.

La trentaine ! Faut-il prendre ça pour une bonne ou une mauvaise nouvelle ? Je l'ignore. Mais, au moins, voilà un sacré argument à utiliser quand vos enfants vous taquinent à ce sujet.

Le problème des noms ne devient réel que vers la cinquantaine. Et il débute par cette question : où diable vont-ils se cacher quand on les cherche ?

La réponse m'est fournie par le Dr Yaakov Stern, un spécialiste du vieillissement et de la mémoire.

En tant que neuropsychologue, il s'intéresse particulièrement aux personnes qui gardent leur mémoire tout au long de leur vie. Comme tous ses collègues, il est amoureux de son travail. Grand et aimable, il répond à mes questions en se penchant en avant, un peu comme un héron, sous le poids de son enthousiasme :

— Une partie du cerveau emmagasine la mémoire, l'autre partie la libère. L'hippocampe et les régions avoisinantes semblent avoir un rôle primordial pour engranger les nouvelles connaissances, tandis que le devant du cerveau s'occupe essentiellement de les distribuer. Un peu à la manière du Web : toutes les informations sont là, mais vous avez besoin du bon programme pour les extraire.

Se souvenir des noms diffère de ce que nous appelons la mémoire *sémantique* : un bureau, une chaise, un animal par rapport au mobilier. Ces choses sont encodées d'une façon toute différente par rapport à votre nom, par exemple. Mais les noms que vous connaissez depuis votre enfance – ainsi, pour moi, le nom de mon père – sont si bien encodés qu'ils sont stockés comme la mémoire sémantique.

Ce qui n'explique pas ce que j'appelle le « syndrome Brad Pitt/Tom Cruise ». Je demande au Dr Stern :

— Que se passe-t-il lorsque je regarde un film et que je me dis : j'ai vu cet acteur cent fois, pourtant je ne me souviens pas de son nom ? Même si je ne le connais pas depuis ma petite enfance, il m'est familier. Pourquoi m'est-il impossible de retrouver son nom ?

— Mais une heure plus tard, vous prenez un bain et, eurêka ! ça vous revient ?

— Effectivement…

Les bons jours.

— Cela prouve qu'il était bien là. Ce n'est qu'un problème de récupération : il faut avoir le bon programme de recherche.

Où se niche-t-il quand nous en avons besoin ? Voilà le dernier mystère.

Ne nous encombrons pas de détails techniques – nous avons suffisamment de choses à oublier ! Les neurologues pensent à l'heure actuelle que le lobe temporal du cerveau, compétent en matière de recherches, est une des premières régions à rétrécir avec l'âge. Un processus *normal*, donc, mes amis ! « En conséquence, ce n'est pas la faculté de stocker des informations, mais la capacité de les récupérer qui est affectée par le vieillissement », expliquent-ils.

Ainsi, quand nous cherchons un nom, ce n'est pas un vilain petit lutin qui fait exprès de se cacher dans les méandres du cerveau. C'est juste qu'il n'arrive pas à trouver la sortie. Patientez donc : le lobe temporal doit démarrer.

Quels sont les remèdes ?

Les *méthodes compensatoires* – ou comment prendre le taureau par les cornes. D'abord, on sait qu'aucune méthode ne permet de récupérer ce qui est perdu. Si mon lobe temporal a rétréci, c'est définitif. Mais nous pouvons contrebalancer nos faiblesses en usant de nos points forts.

Dans des publicités nombreuses et variées, toutes sortes de gourous promettent la lune. Ils dirigent des cliniques, réalisent des livres ou des cassettes, jurent qu'ils vous donneront « une mémoire d'éléphant en moins de deux heures ». Il suffit de payer ! Apprenez leur technique et entraînez-vous, entraînez-vous, entraînez-vous, entraînez-vous. « Avec une mémoire incroyable, vous obtiendrez l'indépendance financière et la gloire que vous méritez, vous distrairez vos invités, vous serez au centre de toutes les fêtes… » (un argument qui me donne envie de m'enfuir à toutes jambes) « … et vous n'oublierez jamais plus un nom de votre vie. »

Des promesses à classer avec « Comment maigrir et rester mince », « Comment demeurer un mari plein d'ardeur » ou « Comment gagner des millions dans l'immobilier ». Vendre de la mémoire est devenu un vrai business.

Ces méthodes ne sont que des variantes de ce qui fut inventé il y a deux mille ans par de vrais gourous, les Romains. Elles associent des mots à des images. (Ce qu'on appelle la mnémotechnie – tel un indice verbal ou un nœud à son mouchoir. En fait, tout ce qui sert à se rappeler.) Woody Allen s'en est moqué dans son film tourné en 2006, *Scoop*. Un de ses personnages y déclare : « J'ai un truc mnémotechnique. Si je veux me rappeler ce cendrier, je pense à cinquante cendriers qui dansent en minijupes. »

Personnellement, je trouve ces méthodes racoleuses, et trop compliquées pour servir vraiment. À quoi bon se souvenir de choses alambiquées pour aider sa mémoire ? Il faut de la simplicité.

Les services spécialisés des hôpitaux utilisent plusieurs méthodes pour aider leurs patients à se souvenir des noms. Trois d'entre elles sont tellement rudimentaires que vous les connaissez sans doute déjà : par son ou par lettre, par contexte, par répétition.

Quand vous vous dites : « Je crois que ça se prononce ainsi » ou : « Je crois que ça commence comme ça », cela s'appelle la méthode *phonémique*. Un des petits mystères du cerveau vous conduit parfois à trouver l'initiale exacte mais pas le nom, ou alors la mauvaise initiale mais le bon nom.

Ainsi lorsque mon cher époux m'a dit que ça commençait par un C… comme Ralph Nader !

Parfois, je fais défiler l'alphabet à la recherche d'un indice : André, Bernard, Carole, David, Édouard… Parfait quand on tire le gros lot, mais d'un ennui ! En ce qui me concerne, ce système ne marche pas toujours. Mais il sera peut-être efficace pour vous.

La méthode la plus simple s'appelle la *répétition espacée* – espacée étant la notion importante. Répéter le même nom sans arrêt n'est pas le bon truc. En l'entendant pour la première fois, mieux vaut le répéter aussitôt dans votre tête, attendre dix secondes pour recommencer, puis vingt secondes, puis trente…

Si vous vous exercez souvent à ce petit jeu, il vous deviendra vite familier et donnera de bons résultats. Une méthode à laquelle j'attribue un 7/10.

La méthode dite *sémantique*, ou par contexte, est un peu plus compliquée, mais pas tellement. Étant donné que la mémoire s'appuie sur le contexte, quand elle en est dépourvue, il s'agit de lui en fournir un. Comme dans le scénario décrit par le Dr Relkin :

— Vous pouvez vous souvenir que vous avez rencontré Trucmuche (dont vous ne vous rappelez pas le nom) au zoo. Vous commencez à vous demander : était-ce devant les girafes ? Ou les singes ? Qui m'accompagnait ce jour-là ? Comme l'esprit et la mémoire travaillent ensemble par associations d'idées, vous huilez les rouages du cerveau en songeant au contexte de votre rencontre.

Ça marche souvent !

Les associations d'idées sont une forme d'*élaboration* psychique qui consiste à relier ce que vous savez à ce que vous voulez vous rappeler – un nom, dans ce cas-ci.

Exemple : si le nom est Juliette, vous pouvez établir un lien en songeant à une autre Juliette que vous avez connue : sa voix, la couleur de ses cheveux, sa silhouette, ce qui différencie les deux Juliette. Ou bien vous pouvez créer un lien avec une Juliette que vous n'avez pas connue : Juliette Gréco, Juliette et Roméo, Juliette Binoche… Si vous ne l'aimez pas, essayez un jeu de mots : Juliette la mauviette, ou, si elle vous plaît, Juliette la risette ! Quoique… Si vous ne l'aimez pas, pourquoi chercher à retenir son nom ?

En tout cas, c'est la méthode qui me convient le mieux. Je lui donnerais un 9/10. Tout comme les agents immobiliers répètent inlassablement : « Emplacement, emplacement, emplacement », les spécialistes de la mémoire récitent comme un mantra : « Élaboration, élaboration, élaboration. »

Lier un nom à une image peut être également efficace, si vous ne compliquez rien. Mais les hypergourous vous incitent à trouver des mots ressemblant phonétiquement au nom que vous voulez retenir, puis à les utiliser pour inventer d'étranges images dans votre tête – plus elles sont bizarres, mieux c'est !

Exemple : vous faites la connaissance de Robin Dupont. Faites mentalement de *Robin* une salle de bains – avec des murs carrelés, un lavabo, un miroir – et de *Dupont* un pont qui enjambe la baignoire. Vous pourriez visualiser Marie Martin en robe de mariée (Marie/mariage) et tenant à la main un fouet (Martin/martinet).

Cette technique risque de devenir tellement tirée par les cheveux qu'elle embrouille tout. Un spécialiste m'a montré comment immortaliser mon propre nom (pour le cas où je l'oublierais !). Concernant Martha, il m'a dit de visualiser un *Martien*, vert de préférence. Pour Lear, le vieux *roi* de Shakespeare. Arrêtez les frais, ai-je pensé. Je me débrouillerai toute seule !

Attention : ces images doivent vous venir très rapidement à l'esprit, dès qu'on vous présente une nouvelle tête. Est-ce faisable ? Bien sûr… comme d'apprendre le chinois !

Mais quand la visualisation reste simple, c'est une méthode mnémotechnique épatante, car les images demeurent longtemps dans le cerveau. La plupart d'entre nous conservent leur mémoire visuelle plus longtemps que la mémoire verbale. En d'autres termes, vous vous rappellerez à quoi ressemble Trucmuche plus longtemps que son nom.

En société, quand vous vous demandez : « Bon sang, comment s'appelle-t-il ? », votre degré d'anxiété augmente au point de tout oublier – la faute à votre excès d'adrénaline. Lorsque ça vous arrive et qu'aucune méthode mnémotechnique ne peut vous tirer de ce mauvais pas, biaisez ! Ce ne sont pas les petits trucs qui manquent.

Le Dr Stern, qui prétend, comme nombre d'entre nous, n'avoir jamais su retenir les noms de famille, me livre sa recette :

— Je suis en train de parler à quelqu'un quand survient une tierce personne. Je sais que je dois faire les présentations, mais j'ai oublié leurs noms. Alors, je leur dis : « Vous vous connaissez, n'est-ce pas ? » en espérant qu'ils vont se présenter eux-mêmes. Dieu merci, ça arrive souvent.

Je suis plus sournoise. Je me tiens dans un salon plein à craquer, on ne s'entend pas et j'essaie de parler à X (dont le nom m'échappe) quand Y (*idem*) nous rejoint. Que faire ?

Réponse : rien du tout. Je souhaite la bienvenue à Y et continue à parler. Si ni X ni Y ne cherchent à être présentés, pas de problème. Si l'un des deux dit : « Je ne crois pas qu'on se connaisse », je prends un air surpris pour m'exclamer : « Oh ! Par exemple ! J'étais certaine que vous vous étiez déjà rencontrés ! » Puis j'attends patiemment pour voir s'ils vont se présenter ou pas. S'ils le font, je suis sauvée. Sinon, je dis : « Désolée, je reviens dans une minute » et je me dirige vers les toilettes, le vestiaire, le bar, enfin n'importe où.

Les diverses méthodes envisagées plus haut me sont totalement inutiles car j'ai oublié leurs satanés noms. Voilà le *hic*. Il ne me reste que le plaisir de passer en revue l'alphabet : Kevin, Léon, Marguerite, Noémie…

Ce qui peut marcher ou non. En général, non. Mais le temps d'arriver à Zoé, X et Y se seront présentés ou auront rejoint d'autres invités dont les noms m'échappent tout autant.

Y a pas de souci ! J'ai gommé votre nom et vous avez gommé le mien et les méthodes mnémotechniques ne servent à rien. Pourtant, il reste un dernier recours qui, à mon avis, surpasse tous les autres :

— Désolée, mais j'ai oublié votre nom. Pouvez-vous me le rappeler ?

Ça marche à tous les coups. Les gens sont ravis que vous vouliez savoir qui ils sont.

2

Courir plusieurs lièvres à la fois : attention !

— Chéri, dit-elle, quand tu sortiras le chien, tu peux poster cette lettre ?

— D'accord.

— Et passer au pressing prendre ma robe ?

— D'accord.

— Et tu sais ce qui me ferait vraiment plaisir ? Une glace à la vanille avec de la sauce au chocolat, des amandes pilées et une cerise confite.

— D'accord, dit-il en se dirigeant vers la porte.

— Attends ! Écris tout ça ou tu vas l'oublier.

— Mais non : une glace à la vanille avec de la sauce au chocolat, des amandes pilées et une cerise confite.

Il sort. Quand il revient, il tient un petit sac. À l'intérieur se trouve un croissant.

— Tu aurais dû noter ! Je t'avais dit un croissant aux amandes !

Mener à bien plusieurs tâches à la fois n'a jamais été mon fort. J'entreprends mille choses sans en terminer aucune. Mais, ces dernières années, la situation a empiré. Ce qui confirme ma théorie selon laquelle on change peu en vieillissant, en tout cas pas de manière fondamentale. Simplement, nos défauts s'accentuent.

Cette théorie ne repose sur aucune étude scientifique, mais regardez autour de vous. Les exemples abondent.

Tenez, voici un matin ordinaire : je prépare les affaires à laver pour la femme de ménage qui vient le lundi. Je mets toujours un peu d'ordre pour qu'elle ne s'aperçoive pas que je suis une piètre maîtresse de maison.

En triant le linge, je vois qu'une couture a lâché. Facile à réparer. Je farfouille dans la boîte à couture, tombe sur un bouton que je croyais perdu et qui appartient à un manteau d'hiver, ce qui me rappelle que je n'ai pas encore rangé mes lainages pour l'été. J'ouvre donc le tiroir de mes tricots que je commence à brosser ; cela m'amène à penser à ce que quelqu'un (qui donc ? son nom commence par un B...) m'a dit : les clous de girofle sont plus efficaces que les boules de naphtaline contre les mites. Je vais donc à la cuisine ouvrir le placard aux épices quand le téléphone sonne.

Quand je raccroche, on peut me suivre à la trace de la machine à laver au placard des manteaux, au tiroir des pulls, à la cuisine, au téléphone, n'ayant rien accompli.

On ne peut même pas dire que je sois débordée. Nous sommes toutes débordées. Tout comme nos arrière-grands-mères – la mienne, en tout cas, qui devait aller ramasser du bois pour chauffer l'eau du linge et ainsi de suite, sans parler de ce qu'elle faisait pour conserver les lainages.

Mon esprit brouillon n'est pas non plus en cause. Non, c'est un mal qui débute pour la plupart d'entre nous autour de la cinquantaine et qui devait frapper également nos aïeules. Nous avons de plus en plus de difficulté à penser à plusieurs choses à la fois, à diviser notre attention ou encore à mener plusieurs tâches de front.

Qu'on l'appelle d'une façon ou d'une autre, c'est à l'évidence une forme de perte de mémoire d'une rare banalité. Presque à égalité avec l'oubli des noms. Pour ne rien arranger, survient en même temps un troisième mal concernant l'encodage : il nous faut de plus en plus de temps pour mettre en mémoire de nouvelles informations. C'était moins grave pour nos aïeules car, nous, nous continuons à travailler à temps complet, en concurrence avec des petits jeunes, alors qu'elles, il y a longtemps qu'on les avait mises au vert.

Les spécialistes récitent, telle une litanie, les quatre conditions qui ont une influence sur notre mémoire :

1. Se nourrir sainement
2. Éviter le stress (ben voyons !)
3. Dormir beaucoup
4. Faire de l'exercice (physique et mental).

Ce programme idéal nous est familier. Impossible de vivre à l'heure actuelle en ignorant les bases d'un bon régime et d'un exercice physique efficace ainsi que la bonne manière de contrôler le stress. Impossible de méconnaître leur impact sur la mémoire. Mais quand il s'agit de *comprendre* pourquoi notre mauvaise mémoire normale (un pléonasme, non ?) résulte d'un trop-plein d'activités effectuées en même temps, c'est une autre histoire.

Le coupable serait l'hippocampe, cette région du cerveau qui est le centre de réception et de distribution des nouvelles informations. Ce que le Dr Margaret Sewell appelle la « place de la mémoire » :

— Si la région de l'hippocampe est endommagée, il en résultera certains problèmes de mémoire. Or, à partir de quarante-cinq ans, on perd de nombreuses cellules. Ce qui est normal.

(Il est également normal de fabriquer de nouvelles cellules. En effet, il est maintenant reconnu que l'hippocampe génère des cellules pendant toute notre vie, quoique le rythme ralentisse avec l'âge.)

— En médecine, ajoute le Dr Sewell, on comprend souvent mieux la pathologie que le bon fonctionnement d'un organe. Ainsi, la maladie d'Alzheimer a moins de mystères qu'un comportement normal.

Étrange ironie ! La normalité n'a rien de sexy. Elle n'attire ni la presse ni les gros laboratoires pharmaceutiques. Au contraire du cancer, du sida ou de la maladie d'Alzheimer, elle n'intéresse ni les puissants lobbies ni l'opinion publique.

Le Dr Sewell a la fougue d'une jeune fille. Âgée de quarante-deux ans quand je l'ai connue, elle ressentait déjà les premières atteintes du « mot sur le bout de la langue » :

— J'ai du mal à trouver les mots exacts. Et encore plus à mener plusieurs tâches de front, alors que ça ne me posait aucun problème quand j'avais vingt ans. En fait, cela a débuté à cette époque, mais généralement les gens ne s'aperçoivent de rien avant la quarantaine.

Dieu merci, faire plusieurs choses à la fois est un problème beaucoup plus facile à traiter qu'à comprendre. Voici le programme mis au point par le Dr Sewell et ses collègues du Mount Sinai Hospital :

— D'abord, il n'est pas question de réciter l'annuaire téléphonique. Nous ne cherchons pas tant à améliorer les performances de nos patients qu'à compenser les pertes qu'ils subissent. Nous acceptons facilement ces pertes pour les tâches physiques : à cinquante-huit ans comme à dix-huit ans, on peut courir le marathon, mais on s'entraînera différemment. À cinquante-huit ans, je commencerai par marcher, puis je courrai quatre cents mètres avant de me reposer et de prendre une aspirine préventive... Le même processus s'applique à la cognition, alors que l'on s'imagine avoir les mêmes facultés à cinquante-huit ans qu'à dix-huit.

— Vous voulez dire que nous devrions accepter que nos capacités cognitives diminuent tout comme nos capacités physiques ?

— Absolument ! (Le Dr Sewell n'est pas d'accord avec les chercheurs qui pensent que ce n'est pas l'âge, mais le mode de vie qui est en cause. Plus exactement, comme bien des spécialistes, elle fait porter le chapeau aux deux, et Dieu sait qu'il y a matière.) En effet, une fois que cette notion est acceptée, vous commencez à compenser et à ajuster votre vie quotidienne.

» Dans notre vie professionnelle, nous faisons tout de travers. Je dispose d'un e-mail, d'un téléphone, d'un fax, d'un bip. Ma secrétaire me parle, tandis que j'utilise mon portable tout en essayant de relire le texte d'une conférence que je dois donner dans une heure. Et je me dis : comment se fait-il que je me souvienne à peine de ce qu'il y a dans ce texte ?

» Il est facile de compenser : je change la façon dont je m'organise. Je me dis : pendant les vingt minutes à venir, pas d'appels et pas d'e-mails. Je refuse de me laisser tenter par la curiosité de lire ce qui vient d'arriver comme e-mails pour me consacrer *entièrement* à la relecture de ma conférence. J'attribue également des horaires à certaines tâches. Par exemple je n'essaie pas de planifier mes vacances pendant que la télévision marche et que le téléphone sonne. Rien d'extraordinaire, en fait ! Mais les gens qui arrivent à cerner les tâches à accomplir se sentent mille fois mieux. Malheureusement, les mauvaises habitudes sont tellement ancrées que beaucoup n'essaient même pas, conclut le Dr Sewell.

Sans trop simplifier, la mémoire fonctionne comme un drame en trois actes :

1. L'encodage, ou acquisition de nouvelles informations.
2. Le stockage, ou la fixation des données.
3. La récupération, ou l'expression du souvenir.

Lorsque nous nous plaignons d'avoir oublié quelque chose, nous voulons dire – comme en conviennent les Drs Sewell et Stern – que nous sommes incapables de recouvrer une information. « C'est quelque part dans ma tête, mais je n'arrive pas à la trouver. » Cela dit, si nous n'étions pas attentif au moment de l'encodage, nous ne l'avons sans doute jamais stockée. Et l'on ne peut pas récupérer ce qui n'est jamais entré. Évident, non ?

— Le secret d'une bonne mémoire, quel que soit son âge, affirme le Dr Sewell, c'est l'attention. Tout ce qu'on peut faire pour améliorer sa mémoire tourne autour de cette capacité à être attentif. Ainsi, vous conviendrez qu'il est impossible de lire son journal de la première à la dernière page dans un train où des gens se disputent, où votre voisin a mis son poste à fond et où vous écoutez vos airs favoris sur votre iPod. Quand vous arrivez à votre bureau, c'est l'état de crise. Vous

vous dites alors : c'est affreux, je perds la mémoire. J'ai oublié tout ce que j'ai lu ce matin.

» Comment en serait-il autrement ? Un gamin de dix-huit ans peut s'en tirer. Il est capable de réviser son programme de chimie au beau milieu d'une beuverie et de décrocher une bonne note. Mais en vieillissant il faut savoir choisir. Et trancher dans le vif.

Ce même gamin de dix-huit parviendra très bien à se doper en utilisant des amphétamines. On sait que des stimulants comme les amphétamines, la caféine, la nicotine améliorent la concentration. Je peux en témoigner. Pendant trente ans, j'ai fumé comme un pompier : entre deux et deux paquets et demi par jour, chaque jour, tous les jours sauf quand j'avais la grippe. J'ai souvent tenté d'arrêter, mais, devant ma machine à écrire, je ne songeais qu'à mon état de manque et à ma folle envie d'une cigarette. L'argument qui m'a fait cesser ? Ce ne furent ni les menaces sur ma santé, ni les descriptions de l'emphysème, ni les clichés de poumons rongés par le cancer que la Société américaine contre le cancer ou l'Association du cœur m'ont montrés complaisamment. Ni les prières des Témoins de Jéhovah ou encore une visite chez un hypnotiseur. Mais l'impression d'être mise au ban de la société. J'ai donc arrêté pour de bon, malgré mon incapacité totale à me concentrer. Qui a duré plusieurs mois en dépit du chewing-gum à la nicotine.

Aujourd'hui, vingt ans plus tard, l'odeur de la fumée me déconcentre et me rend nauséeuse. (Et dire que les stimulants ont la réputation d'être indispensables !)

J'ai discuté des propos du Dr Sewell avec deux amies aussi dépourvues d'autodiscipline que moi. Nous avons essayé sa technique, sans le faire brutalement mais avec fermeté, et nous avons obtenu à peu près les mêmes résultats.

Nous avons toujours du mal à terminer une tâche sans passer à une autre. Cependant, quand il s'est agi de cerner certaines tâches – ne pas lire ses e-mails avant telle heure, ne pas répondre au téléphone à moins d'une urgence avant d'avoir effectué tel travail, ne pas sortir faire des courses avant d'avoir lu tout son courrier, l'amélioration a été très nette. Rien d'extraordinaire peut-être, mais au moins nous avons mis de l'ordre dans nos têtes. Considérablement.

Depuis plusieurs années, alors que mes pertes d'attention me posaient de plus en plus de problèmes, j'ai mis au point quelques trucs – extrêmement simples et reposant sur la création de liens et d'associations – qui m'ont beaucoup aidée. Une simple question d'intuition, comme pour nombre d'entre nous.

J'adore les sigles. Si, demain, je dois passer chez l'opticien, acheter du beurre et me souvenir de prendre de l'argent à la banque, je songe à B pour le beurre, O pour l'opticien et A pour l'argent : BOA ! Le lendemain matin, je me rappelle le serpent boa et je n'ai plus qu'à m'exécuter.

Ou bien j'utilise le vieux procédé de l'imagerie mentale. Je visualise l'itinéraire que je dois suivre pour aller de la maison au supermarché puis chez l'opticien et enfin à la banque. Un chemin que je *vois* dans ma tête.

Ou encore je me raconte une petite histoire toute bête : demain, je dois aller chez l'opticien pour faire ajuster mes lunettes afin de lire la date de péremption sur la plaquette de beurre et passer à la banque prendre de l'argent afin de payer mes achats.

L'important, c'est que mon truc marche. Mais si la liste est trop longue, je change de tactique. Pourquoi chercher midi à quatorze heures ? J'inscris tout sur un bout de papier. Les listes sont faites pour ça.

On peut également combattre le ralentissement de notre capacité à acquérir de nouvelles informations.

Comme le recommande le Dr Sewell, il faut se montrer plus indulgent avec nous-mêmes – un conseil facile à suivre – en se donnant plus de temps pour l'absorption et l'élaboration des informations :

— Dans un test de mémoire, une histoire est lue à deux groupes. Le premier réunit des personnes âgées de vingt ans ; le second, des personnes de soixante-dix ans. Une demi-heure plus tard, on demande à chacun des participants ce qu'il a retenu. Les jeunes ont de meilleurs résultats.

» Les plus âgés nous demandent toujours : "Ça veut dire que je perds la mémoire ?" Certains chercheurs avancent que ce n'est pas la mémoire proprement dite qui décline, mais la vitesse d'assimilation : les personnes âgées ont simplement besoin de plus de temps. Par exemple, si on leur répète la même histoire trois fois de suite, une demi-heure plus tard, elles s'en souviendront aussi bien que les jeunes.

Les implications de cette donnée sont très encourageantes :

— Si vous êtes prêt à vous concentrer un peu plus, à ne pas vous laisser distraire, à vous exercer plus… tout est possible. Apprendre l'italien à quatre-vingt-dix ans, pourquoi pas ? Il vous faudra y consacrer plus de temps, mais si vous êtes en bonne santé, vous y arriverez !

Des personnes brillantes, occupant des postes élevés, viennent souvent consulter le Dr Sewell, car elles se plaignent de ne plus être aussi performantes.

— Inquiètes, elles me demandent : « Comment se fait-il que je ne me souvienne pas d'un roman que j'ai lu l'été dernier sur la plage ? Par contre, je suis capable de réciter des tirades entières de *Hamlet* que j'ai apprises au lycée. »

Personnellement, je suis ravie d'avoir oublié les romans que j'ai lus l'été dernier sur la plage ! Ce qui m'amène pourtant à me poser la même question : pourquoi suis-je incapable de mémoriser une seule réplique d'un film que j'ai vu la semaine dernière, alors que je connais encore par cœur les paroles de *My Funny Valentine* ou de *My Way* ?

Réponse : Répétition et approfondissement.

Nous qui avons étudié *Hamlet*, nous ne nous sommes pas contentés de le lire : nous l'avons disséqué scène par scène, avons appris par cœur la tirade « *Être ou ne pas être* », l'avons récitée en classe, en avons extrait la substantifique moelle. Avant d'en faire le sujet de moult dissertations.

Bref, nous avons approfondi *Hamlet,* alors que nous n'avons passé que deux malheureuses heures à parcourir un roman sur la plage. Et Dieu sait combien de fois j'ai écouté ou fredonné mes airs favoris de Frank Sinatra. En tout cas, suffisamment pour en être imprégnée et permettre un bon encodage.

L'encodage ? Voici un exercice pratique préconisé par le Dr Sewell :

Vous avez du mal à vous souvenir des nouvelles du jour ? Vous avez peu de temps pour étudier le journal ? N'essayez pas de tout lire. Concentrez-vous plutôt sur les articles de une. Arrêtez-vous aux gros titres et aux premiers paragraphes. Relisez-les plusieurs fois et posez-vous les questions suivantes concernant chaque article :

• Quel était le mot le plus important du titre ?
• Quelle était l'idée maîtresse du premier paragraphe ?
• Quels étaient les trois points soulignés ?

Et ainsi de suite, comme si vous étiez de retour sur les bancs de l'école.

Je l'ai testé : petit investissement, gros bénéfices ! J'ai économisé beaucoup de temps et retenu bien plus.

Ronald Chernow, un historien de cinquante-huit ans qui a écrit de superbes et copieuses biographies d'Alexander Hamilton, J. P. Morgan ou John D. Rockefeller Sr, doit accomplir un travail herculéen sur sa mémoire pour chacun de ses livres. Voici la façon dont il s'y prend afin d'intégrer des sommes colossales de données :

— L'astuce, c'est de procéder en deux temps. Mon esprit commence par enregistrer un nouvel élément. Mais je ne le retiendrai pas si je ne le renforce pas. Je prends donc des notes. (R. Chernow remplit ainsi des fiches de quinze centimètres sur dix. Entre vingt mille et trente mille par livre.) Ou alors je vais me promener en y pensant avant de remplir mes fiches. J'ai besoin de ce second stade pour vraiment enregistrer l'information.

Il y a longtemps, j'ai suivi un cours de lecture rapide. On nous apprenait à déplacer notre index le long des lignes et à noter ce qu'on avait retenu. J'ai pensé que c'était bidon. Avant de me rendre compte que cette méthode prenait en compte l'importance du second stade. Les élèves amélioraient leur mémoire et le portaient au crédit de la méthode. En fait, l'essentiel, c'était la prise de notes.

Le père du Dr Sewell est l'exemple vivant de ce qui peut être accompli si nous nous donnons le temps d'absorber de nouvelles connaissances. Âgé de soixante-cinq ans, il conçoit des logiciels.

— Mon père suit des séminaires avec ces gosses – il les appelle ainsi alors qu'ils ont au moins trente ans – où ils doivent ingurgiter une masse énorme et complexe d'informations. Il panique car il prend du retard, alors que le lendemain les gosses ont tout mémorisé. Et lui est certain d'avoir Alzheimer.

» Eh bien, je suis certaine qu'il n'a pas Alzheimer. Il a découvert – sans doute grâce à nos conversations – que s'il potasse le manuel pendant le week-end, le lundi matin, il est aussi brillant que les "gosses".

La plupart des gens ignorent qu'ils ont les moyens de compenser : ils doivent étudier d'une façon active, et absorber l'information en utilisant le maximum de techniques – ne pas se contenter de lire, mais prendre des notes, poser des questions, tout écrire, énoncer les textes à voix haute, et les répéter encore à voix haute.

Comme s'il s'agissait du monologue de *Hamlet*.

Ou d'une chanson de Frank Sinatra.

Ah, la poésie de mes jeunes années ! J'aurai oublié où j'habite avant d'oublier ces paroles.

Quand je veux retenir quelque chose, j'applique ladite méthode : je prends mon temps, je note, je répète, je récite, je cherche à être une étudiante active. J'applique toutes les techniques compensatoires à ma disposition.

Mais quand il s'agit de mener de front des tâches multiples – qui souvent englobent vie professionnelle, vie familiale et vie sociale –, je refuse de me casser la tête. J'utilise la méthode passe-partout qui résiste à toutes les intempéries : je fais des listes, des listes et des listes.

Réfléchissez à ceci : les maîtres de la mémoire au cerveau hyperdéveloppé travaillant dans les centres de recherche les plus importants du globe ont-ils inventé un meilleur truc que de dresser une liste appelée « Les choses à faire demain » ?

Jamais de la vie.

Ne me reste alors plus qu'à me souvenir d'une chose : où j'ai mis ma liste.

« *L'horreur de ce moment, continua le Roi, je ne l'oublierai jamais, au grand jamais.*

— Tu oublieras, dit la Reine, si tu n'en prends pas note. »

Lewis CARROLL, *De l'autre côté du miroir*

3

À qui perd gagne : les avantages de l'oubli

Sherlock Holmes, le maître immortel de la mémoire, prêcherait-il en faveur de l'oubli ? Cela paraît inimaginable.

Holmes, qui peut deviner votre marque de cigarette rien qu'en humant la cendre, et l'endroit d'où vous arrivez à la poussière sur vos chaussures ; Holmes, qui serait heureux de vous dire qu'il a la meilleure mémoire et le sens de l'observation le plus affûté de toute l'Angleterre, eh bien, ce même Holmes a le culot de nous faire une conférence sur les vertus de l'oubli !

Pas de problème, *maestro*, vous parlez à des experts !

Sa conférence a pour cadre l'*Étude en rouge*, le tout premier roman policier où il intervient. Un mot de l'action :

Holmes et le Dr Watson viennent de faire connaissance. Tous deux sont jeunes, fauchés, et décident, par souci d'économie, de partager un appartement – le célèbre 221 B Baker Street.

Peu à peu, Watson s'étonne de découvrir que le vaste savoir de Holmes comporte d'étranges lacunes – et la plus bizarre est bien celle-ci : il ignore que la Terre tourne autour du Soleil.

Il n'arrive pas à le croire. Il en est stupéfait, comme Sherlock Holmes le remarque :

« *Vous paraissez étonné, dit-il en souriant de ma surprise. Mais maintenant que je sais cela, je vais tout faire pour l'oublier !*

— Pour l'oublier ?

— Voyez-vous, expliqua-t-il, le cerveau est comme un petit grenier d'abord vide. Notre affaire est de le garnir de meubles de notre choix. L'étourdi l'encombre de tout un fatras qu'il trouve sur son chemin ; et pour faire de la place il se débarrasse des connaissances qui auraient pu lui être utiles ; au mieux il les entasse pêle-mêle avec quantité d'autres et il ne peut plus mettre la main dessus quand il en a besoin. Au contraire, le travailleur intelligent choisit avec discernement ce qu'il range dans sa cervelle. Il ne s'occupe que des choses utiles ; mais il en possède une grande variété, qu'il tient en ordre. L'erreur est de s'imaginer que ce petit grenier a des murs élastiques indéfiniment extensibles. Soyez sûr qu'à un moment donné chaque nouvelle acquisition prend la place d'une ancienne ! Il importe donc beaucoup de ne pas laisser les connaissances superflues évincer celles dont on a besoin.

— Mais le Système solaire ! fis-je.

— Qu'est-ce que vous voulez que ça me fasse ? coupa-t-il avec impatience. Vous dites que nous tournons autour du Soleil. Si nous tournions autour

de la Lune, ça ne ferait pas deux sous de différence pour moi et pour mes travaux[1] *!* »

Voilà ce que j'appelle être sûr de soi !

Ingénieuse, cette idée selon laquelle l'esprit fonctionne comme une porte à tambour : un fait pénètre dans le cerveau, un autre en sort. C'est ingénieux, mais faux !

On peut se cogner la tête et dire : « Mon disque dur est plein, je n'ai plus de place. » (Tout comme nos parents disaient : « Je dois devenir vieux » – cela revient au même, mais qui parle encore ainsi de nos jours ? À l'heure où le politiquement correct oblige à dire *malvoyant* pour aveugle, *technicienne de surface* pour femme de ménage, le mot *vieux* a pratiquement disparu du vocabulaire contemporain.) Mais nous ignorons à quel point le cerveau peut s'agrandir.

Le Dr Barry Gordon l'affirme :

— C'est vrai, en vieillissant, les différentes mémoires s'entremêlent. Les jeunes n'ont pas ce monceau d'informations en réserve. Une situation qui a du bon et du mauvais : cela prend plus de temps d'aller pêcher ce que vous connaissez, car vous en savez bien plus que dans votre jeunesse, mais il n'est pas évident d'en jeter un iota pour faire de la place.

En revanche, l'argument principal de Holmes est parfaitement judicieux : oublier est une excellente chose. Cela peut sembler dénué de bon sens, mais c'est la vérité : l'oubli est indispensable. Quitte à paraître

1. Traduction de Pierre Baillargeon, Robert Laffont.

trop romantique, je dirais que cela nous rend humains – d'où la conviction des spécialistes que nous avons été programmés biologiquement pour oublier.

Je suis assise dans le bureau de la ravissante Gayatri Devi, médecin spécialiste du traitement des problèmes de mémoire. Ce bureau, dans lequel un nombre immense de patients ont exprimé leurs craintes d'avoir perdu la mémoire, ressemble à un salon ultraconfortable. Un bon gros chien ronfle par terre.

Gayatri Devi m'explique le processus qui nous permet de passer en revue, sélectionner, filtrer ce que nous gardons en mémoire et ce que nous éliminons – le tout inconsciemment.

— On oublie ce qu'on doit oublier. Pourquoi ? Parce que la survie est la fonction première d'un organisme. Et si je ne peux pas oublier en une minute tout ce qui m'entoure dans cette pièce, ce qui se trouve sur les murs ou sur le sol, ce que je ressens vis-à-vis de tout ce qui est ici, si je ne peux pas classer ce que je dois me rappeler, alors mon esprit est envahi de détails superflus et il m'est impossible de vous écouter. Je suis incapable d'entrer en relation avec vous, et mon organisme a failli à sa tâche.

Nous savons très bien comment oublier volontairement C'est peut-être inconscient, mais on le fait quand même exprès. Un exemple : on oublie les invitations qu'on a acceptées à contrecœur (règle à suivre : n'acceptez jamais une invitation que vous n'êtes pas prêt à rendre). On oublie de téléphoner aux gens parce qu'on leur en veut, ou qu'ils ont oublié de nous appeler, ou pour mille autres raisons.

D'après de nombreuses études, si nous sommes déprimés, nous avons du mal à nous souvenir des moments heureux de notre existence, alors que nous

nous rappelons parfaitement les périodes malheureuses. La mémoire se nourrit d'émotions et les émotions de la mémoire, et ainsi de suite. En nous tirant vers le bas.

Nous oublions plus facilement les prénoms des gens que nous n'aimons pas. Cela me fait penser à une amie qui a soudain effacé de son esprit le prénom de son ex-époux, avec qui elle avait pourtant été mariée pendant onze ans. « Tu peux le croire ? » m'a-t-elle demandé. Évidemment : elle le détestait. Son prénom était enfoui sous tellement de couches de haine qu'il ne pouvait plus remonter à la surface.

Oublier les prénoms est depuis toujours une force, qui peut être inconsciente. Exemple : « Il est parfois avantageux d'oublier ce que nous savons », a écrit le Syrien Publilius Syrus en 42 avant Jésus-Christ.

Mais Holmes ne pensait pas à ces choses-là. Il parlait de la nécessité de s'ouvrir un passage à travers la masse d'informations qui nous envahit chaque jour – ce qu'il faisait avec une prudence extrême.

Songez à ces happenings qui sont mis en scène dans les écoles de droit : un inconnu fait irruption dans une classe, sort un revolver, tire sur quelqu'un. S'ensuit un énorme chaos, puis tout redevient calme et l'on demande aux élèves ce qui s'est passé. Les témoignages sont si variés qu'ils rendraient zinzin le plus sage des jurys. La raison ? Nous croyons percevoir la réalité – mais ce n'est qu'une illusion.

Le célèbre détective, lui, ne laisserait échapper que des détails sans importance. Il existe une différence essentielle entre Holmes et nous : il fait exprès d'oublier. Nous, nous le faisons automatiquement. Mais, malgré nous, nous savons oublier d'une manière efficace. Une excellente chose.

Le neurologue Norman Relkin ne mâche pas ses mots :

— Oublier est aussi important que se souvenir. Nous devons oublier les faits qui ne sont pas importants, sinon nous serions dans un état de perpétuelle surinformation.

Ce qui nous causerait de très gros ennuis.

Il existe certaines conditions dans lesquelles nous perdons la capacité d'oublier. On les appelle « troubles de l'oubli » (ou « amnésie rétrograde »).

Les plus connus de ces troubles – se manifestant dans les périodes d'après-guerre – sont causés par des chocs posttraumatiques. Les victimes d'incendie, de viol, d'accident, de désastres naturels sont incapables de gommer ces souvenirs de leur mémoire. (À moins, peut-être, d'utiliser des substances chimiques, une éventualité hautement controversée que nous étudierons au chapitre 17.)

Les films de guerre nous font revivre ces traumatismes – notre héros est sur un champ de bataille, des obus explosent autour de lui, le corps de son copain vole en mille morceaux ; il rentre chez lui, sursaute chaque fois qu'on claque une porte. Nous avons vu ce genre de scènes suffisamment souvent pour reconnaître le syndrome sans en avoir rien vécu.

Il existe d'autres troubles de l'oubli, en général peu connus. Ainsi, une des nouvelles de Jorge Luis Borges (*Funes le mémorieux*) a pour thème les accidents de la mémoire.

Funes, l'idiot du village, tombe de cheval et perd connaissance. Quand il recouvre ses esprits, il se rend compte qu'il est devenu une machine à se souvenir.

L'accident qui a causé son handicap lui a donné une mémoire parfaite. Il se souvient de tout. Et n'oublie rien. Il se rappelle parfaitement ce qui lui est arrivé, tout ce qu'il a appris, toutes les personnes qu'il a connues, chaque mot qu'il a prononcé ou entendu, chaque détail qu'il a vu (chaque feuille de chaque arbre, précise Borges).

Aussi étonnante est sa mémoire visuelle, ou encore « mémoire photographique ». Chaque souvenir tient une place à part dans le cerveau surpeuplé de Funes. Incapable de penser, de dormir, il ne peut que se souvenir. Il est paralysé par la charge de ses souvenirs. « Ma mémoire, dit-il au narrateur, est un tas de détritus. »

Borges a déclaré que cette nouvelle n'était qu'une longue métaphore sur l'insomnie. En la lisant, j'ai songé au cas réel d'un homme dont le destin ressemble point pour point à celui du malheureux Funes. En fait, leur histoire est la même, sauf que Funes est un personnage de fiction alors que S. le Russe a fait l'objet d'une étude célèbre dans les annales.

Alexander Romanovich Luria, professeur de psychologie à l'université de Moscou, a passé vingt ans à disséquer le cas de cet homme qu'il appelle seulement S. (Plus tard, on apprendra qu'il s'agissait d'un certain Shereshevskii.) En 1968, Luria a publié un livre intitulé *Le Cerveau d'un mnémoniste*, sous-titré : *Un petit livre au sujet d'une vaste mémoire.*

Si vaste qu'elle était impossible à mesurer.

« J'ai été incapable, écrit le Dr Luria, *d'effectuer la tâche la plus simple qui soit pour un psychologue, mesurer la capacité mémorielle d'une personne...*

car la mémoire de S. n'avait pas de limites, et sa durée semblait infinie. »

Ce que les psychologues appellent *mémoire à court terme* ne dure que quelques secondes, tandis que la *mémoire à long terme* est enfouie profondément. Un exemple de tous les jours : vous cherchez un numéro de téléphone dans l'annuaire, vous vous le répétez jusqu'à ce que vous preniez le combiné, vous composez le numéro, vous obtenez le signal « occupé ». Vous raccrochez. Une ou deux minutes plus tard, quand vous voulez réessayer, il vous faut consulter à nouveau l'annuaire. C'est la mémoire à court terme.

S. n'avait pas de mémoire à court terme. Tout était à long terme. Luria lui donnait des séries de mots ou de chiffres – trente, cinquante, soixante-dix à la fois – et il les récitait selon l'ordre original. Lorsque *quinze ans* plus tard – à cette époque, S. faisait un célèbre numéro de mémorisation sur scène – Luria lui a refait passer des tests, il pouvait réciter sans se tromper n'importe laquelle de ces séries.

Comment de tels cerveaux travaillent-ils ? Mystère. Ceux qui les possèdent ont sans doute des circuits intégrés différents des nôtres. Ils ont des mémoires innées supérieures qui peuvent encore être améliorées grâce à des procédés mnémotechniques, en substituant des chiffres aux lettres ou en créant d'étranges images visuelles, comme décrites dans le chapitre 1 – procédés, soit dit en passant, qu'ils maîtrisent beaucoup plus facilement que nous.

Des carrières telles que celle de S. leur sont ouvertes. Ils demandent, par exemple, à cent spectateurs de dire leur nom à haute voix, et ils sont capables de les répéter dans l'ordre, pour la plus grande joie du public. Cette mémoire visuelle peut être une bénédiction, ou du moins une source de revenus. Mais elle peut également être une malédiction – comme pour S., qui, malgré tous ses efforts, a été incapable d'apprendre à oublier.

À la manière de Funes, il pensait en images et, de même que lui, il était incapable d'aller au-delà des détails visuels qui envahissaient son cerveau afin de saisir le sens tapi derrière ces détails. Un homme à qui les arbres cachaient réellement la forêt.

S'il essayait de lire, chaque mot amenait une image indépendante, créant ainsi en lui un terrible chaos. Il lui était impossible de généraliser, de classer les informations, d'interpréter les faits. Il ne se souvenait qu'en termes de clichés photographiques.

En réalité, la mémoire des bébés opère ainsi. Littéralement.

— Un bébé, dit le Dr Relkin, retient une représentation littérale de ses expériences sensorielles, mais n'a pas la faculté de les classer d'une façon significative, sans tenir compte de l'ordre chronologique.

» Jeune enfant, il commence à réunir diverses informations, mais il doit attendre d'avoir sept ou huit ans pour raconter une histoire en dehors de son contexte temporel. En grandissant, il se met à parler par symboles, à appréhender la morale d'une histoire, sans avoir à se rappeler l'ordre chronologique. Il tend à pouvoir encoder des généralités sans se perdre dans les détails. C'est le prix à payer. Afin de formuler des pensées abstraites et d'utiliser des symboles, il faut abandonner la première forme de mémoire, la mémoire visuelle.

Pour S., ce fut tout le contraire : il conserva sa mémoire exceptionnelle mais dut abandonner – sans qu'on lui ait demandé son avis – son développement normal. En fait, comme le souligne le Dr Luria, son esprit n'était qu'un tas d'ordures.

Il y a de nombreuses années, j'ai fait dans les colonnes du *New York Times Magazine* le portrait du chef coroner de la ville, le célèbre Milton Helpern. Il m'avait montré un gros plan d'une victime dont l'œil était suspendu délicatement au-dessus de sa pommette.

— On dirait un tableau de Salvador Dalí, avait remarqué le Dr Helpern. C'est la vie imitant l'art.

La vie imitant l'art. Je m'en suis souvenue en lisant l'histoire de Funes et de son esprit « tas d'ordures » que Borges avait écrite un quart de siècle avant que soit connue l'existence de S. et sa mémoire « tas d'ordures ». Ici, c'était l'art anticipant sur la vie.

Parfois, couchée le soir dans mon lit, je passe en revue les événements de la journée, essayant vainement de me rappeler en quoi mon déjeuner a consisté. Alors, pendant un court instant, tout à fait délicieux, j'adhère à la philosophie de Sherlock Holmes.

Laisse tomber ! me dis-je. Tu as de la chance de ne pas te souvenir des plats. Tu n'as aucune raison de t'en souvenir. Holmes n'avait pas besoin de réciter son menu, ni pour son travail ni pour lui-même, et je n'en ai pas besoin non plus.

Sois heureuse d'oublier la couleur des yeux d'une personne que tu as vue une seule fois dans ta vie : c'est une information dont tu n'as que faire. Réjouis-toi de ne pas te remémorer tous les visages que tu croises dans la rue, tous les mots d'une page de dictionnaire, tous les noms des personnes dans une pièce bondée. Certes, je me trompe souvent, alors que Holmes jamais. Je me souviens de ce que je devrais oublier et vice versa, ce qui fait de mon cerveau un tas d'ordures. Je devrais essayer de m'améliorer. En même temps, je dois me rappeler que j'ai de la chance de pouvoir oublier.

Une bénédiction, tout bien considéré.

4

Il se souvient, elle se souvient : la mémoire selon le sexe

Plongée dans mes mots croisés du dimanche matin, je demande à mon mari :

— Tu te rappelles le nom du père d'Indira Gandhi, en onze lettres ?

— Bien sûr, répond-il, plus rapidement que de coutume, c'est le pandit Nehru !

Bien sûr, m'a-t-il dit. Mais moi je ne m'en souvenais pas du tout. En revanche, je me rappelais la robe que je portais pour le bal de fin d'études du lycée. En tulle noir. Avec une large ceinture en satin fuchsia et un décolleté qui dénudait une épaule et des manches…

Assez. Je veux insister sur une chose, alors que je marche sur des œufs en abordant ce sujet : je sais qu'il existe des tas de femmes qui s'y connaissent en politique étrangère et ne s'intéressent pas à la mode. Mais ici, nous parlons de la moyenne des femmes, à laquelle j'appartiens. Au fait, mes manches étaient courtes et ballons, avec de petits nœuds noirs.

De même, sans s'appuyer sur la moindre étude scientifique, on parle de « nature féminine » et de

« nature masculine ». Différencier les hommes des femmes n'a pas bonne presse depuis quelques décennies – surtout depuis la renaissance du mouvement féministe, qui n'accepte que les différences anatomiques. Le fait d'en parler est déjà politiquement incorrect ! Mais la science est plus forte que la bienséance et les échographies du cerveau – tomographie par émission de positons et IRM – permettent aux chercheurs de *voir* notre cerveau au travail et de redonner vie à un débat qui pourrait s'apparenter à celui sur le sexe des anges.

En tout cas, des batteries de tests psychologiques récents ont démontré clairement qu'il existe de véritables distinctions selon le sexe. Pour le moment, hélas, personne n'en connaît la raison. Voici quelques différences :

Les hommes ont une meilleure mémoire de l'espace et se repèrent mieux, alors que les femmes ont une meilleure mémoire visuelle. Ce qui veut dire que, lorsqu'il faut se rendre d'un point à un autre, l'homme utilise des repères directionnels et la femme des repères locaux.

En général, les femmes possèdent ce que les psychologues appellent une *mémoire épisodique*, soit la mémoire des événements vécus comme : « Quand avons-nous vu les Dupont pour la dernière fois ? » – question qui, avec l'âge, devient : « Quand avons-nous vu les Machin-Chose pour la dernière fois ? »

Les femmes ont également une meilleure mémoire visuelle, ce qui leur permet d'être plus précises lorsqu'elles sont les témoins d'un crime ou d'un accident. Si, dans les romans policiers, les détectives sont en majorité des hommes, les femmes n'ont rien à envier à Sherlock Holmes.

Elles jouissent de plus d'une meilleure mémoire autobiographique. Et c'est tout aussi vrai quand elles sont enfants.

Les femmes se souviennent mieux des personnes qu'elles rencontrent. Une étude a fait ressortir qu'à quelques mois seulement les filles se rappellent mieux les visages et sont capables de distinguer sur des photos des personnes qu'elles ont déjà vues et des inconnus. Les petits garçons n'y parviendraient pas.

Les femmes retiennent davantage que les hommes des sentiments éprouvés, bons ou mauvais. Et cela dans les moindres détails. Il est possible qu'elles se souviennent plus facilement des noms, mais je n'en suis pas convaincue.

On en arrive au cœur du débat : pourquoi une telle différence entre les sexes ?

Cela pourrait provenir de comportements stéréotypés acquis très tôt, et résultant de notre conditionnement culturel. Si les hommes ont une mémoire verbale et émotionnelle moindre que les femmes, c'est qu'on les a encouragés à se confier moins et à garder pour eux ce qu'ils pensent. S'ils se souviennent plus facilement d'un itinéraire, c'est qu'on attend d'eux de ne pas se tromper, tout comme on attend des femmes qu'elles se rappellent les rencontres avec des tiers.

Ou bien ce serait le résultat d'un mélange de facteurs biologiques et culturels.

Moi, j'ai ma petite idée sur la question : les différences sont dues au contexte social, qui commence dans les maternités américaines dès le jour de la naissance, quand une infirmière met un bracelet d'identité de couleur bleue à un garçon et rose à une fille. Si mon mari se rappelle sa première voiture (jusqu'au moindre détail, figurez-vous !) et si moi je me souviens de mon premier baiser (oui, en Cinémascope), c'est que, dans notre société, on s'attend que chacun de nous deux n'oublie pas ce genre de choses.

Voilà ce que je pense, et l'on ne m'a jamais prouvé le contraire. J'ai donc été fascinée par un éditorial du *New York Times* il y a deux ans, qui soutenait la thèse de l'inné. Il était signé d'un éminent psychiatre et psychologue, le Dr Simon Baron-Cohen, de l'université de Cambridge, en Angleterre.

À l'époque, c'était la révolution dans un autre Cambridge (celui du Massachusetts, à l'université de Harvard, pour être précise, aux États-Unis).

Le président de Harvard de l'époque, Lawrence H. Summers, avait suggéré lors d'un discours que les femmes n'avaient peut-être pas le même don que les hommes pour les maths et les sciences. Enfer et damnation ! Que n'avait-il pas dit ! Le campus s'enflamma. Nombreux furent les professeurs et autres têtes bien-pensantes qui réclamèrent que Summers soit mis en quarantaine, cloué au pilori, et chassé. Il tint bon six mois, avant de démissionner de guerre lasse. (La fureur ne se calma vraiment qu'en 2007, quand Drew Gilpin Faust devint la première présidente de Harvard en trois cent soixante et onze ans. Sûrement une pure coïncidence !)

Le Dr Baron-Cohen commençait son article par la question : le président de Harvard a-t-il été condamné à tort ? Réponse claire et précise : oui et non !

Oui, les tests montrent la supériorité masculine dans le domaine des sciences. Mais les tests ne font apparaître que des moyennes. Ils ne disent rien sur les facultés individuelles, *« ce qui veut dire qu'en tant que femme rien ne prouve que vous ne puissiez recevoir le prix Nobel dans votre domaine scienti-*

fique. Un bon savant est un bon savant quel que soit son sexe ».

Après cette mise en garde que l'ex-président Summers aurait aimé avoir évoquée, le Dr Baron-Cohen soulevait un énorme lièvre.

Cependant, continuait-il, de nombreux tests psychologiques montrent qu'en moyenne (un mot sacré dans ce domaine de recherche) les hommes apparaissent plus doués en mathématiques, mécanique, physique – c'est-à-dire dans la compréhension des systèmes. (Il entendait par « système » un processus que régissent les règles du *si* et du *alors*. *Si* vous faites X à Y, *alors* vous obtiendrez Z. La musique, le yachting, la mécanique, la programmation informatique sont des systèmes.) En moyenne, les femmes sont plus douées pour les langues, la communication, les relations humaines, la perception des émotions – pour comprendre les gens.

Le conditionnement joue-t-il un rôle sur les capacités du cerveau ? Certainement, selon le Dr Baron-Cohen. Mais il existe tant de différences dès le début de la vie que la biologie doit aussi jouer son rôle. Pour lui, le processus commencerait même avant la naissance, dans l'utérus, avec l'afflux de la testostérone.

Cette hormone qui influe sur le développement du cerveau est produite par les deux sexes, mais en plus grande quantité chez l'homme. Elle déterminerait si, finalement, nous sommes doués pour comprendre les systèmes ou les gens. Plus le niveau de testostérone est élevé chez le fœtus, plus l'enfant développera ce que le Dr Baron-Cohen appelle un « cerveau *systémisé* ». Lorsque ce niveau est extrêmement élevé, il risque de produire un « cerveau à grande dominante masculine » dont une des caractéristiques est l'activité obsessionnelle associée souvent à l'autisme.

« *Systémisé* ». J'accroche sur ce néologisme.

Je songe à Funes, le personnage créé par Borges, ce *savant idiot* coincé dans sa mémoire parfaite.

Je songe à S., ce patient du psychologue russe Luria, et à son extraordinaire mémoire.

Je pense à ces magiciens de la mémoire sur scène. Il y a peut-être eu quelques femmes parmi eux, mais dans l'ensemble ce furent des hommes, qui tous utilisèrent des systèmes de représentation très élaborés pour se souvenir.

La mémoire serait-elle facilitée par ces systèmes ? La mnémotechnie (du grec *mimneskesthai* : « se rappeler ») n'est-elle pas basée sur ces systèmes ? Cela voudrait-il dire que les hommes ont des circuits intégrés différents de ceux des femmes ?

Pour obtenir des réponses, j'ai mis mes questions dans une valise et je suis allée en Angleterre rencontrer le Dr Baron-Cohen.

Nous nous sommes vus à son bureau, dans un des bâtiments de la vénérable université de Cambridge où les marches des escaliers craquent sous les pas et où les rampes brillent d'une patine vieille de plusieurs siècles.

La voix douce, le geste amène, le Dr Baron-Cohen aborde les différences de la mémoire selon le sexe avec prudence. Comme la plupart des chercheurs. Mais, vu la difficulté du sujet, les esprits s'échauffent parfois.

Par exemple, dans un débat à Harvard entre les psychologues Steven Pinker (champion de l'inné) et Elizabeth Spekle (en faveur de l'acquis), le Dr Pinker a déclaré : « Il existe une expression pour désigner les gens qui croient que les petits garçons et les petites filles ne présentent aucune différence à la naissance et sont façonnés en se frottant à leurs parents : *Ils n'ont pas d'enfants.* »

Vraiment nul !

Une parenthèse en passant : peu de chercheurs ont été aussi téméraires – certains diraient scandaleux – quant au rôle de l'inné que le Dr Anne Moir, coauteur avec David Jessel d'un livre intitulé *Le Sexe du cerveau : la réelle différence entre les hommes et les femmes.* Elle écrit :

> *« Les sexes sont différents car leurs cerveaux sont différents. Le cerveau (...) est fabriqué différemment chez l'homme et la femme ; il traite les informations d'une façon différente, ce qui a pour résultat des perceptions, des priorités, des comportements différents. »*

Les recherches qui étayent ce point de vue ont été « *mises de côté* », ajoute-t-elle, car elles ne sont pas politiquement correctes.

> « *Mais,* poursuit-elle, *il vaut mieux agir en tenant compte de la vérité plutôt que d'entretenir l'idée, avec les meilleures intentions du monde, que ce qui est vrai n'a pas le droit de l'être.* »

Bref, le Dr Moir n'adhère pas au politiquement correct, c'est le moins qu'on puisse dire !

J'ai demandé au Dr Baron-Cohen le résultat de ses recherches sur les différences selon le sexe et si, très tôt, elles semblent d'origine biologique.

— Il est difficile d'exclure l'influence de l'environnement, sauf à faire des tests à la naissance ou à prendre en compte les facteurs prénatals. Mais l'on constate des différences dès les tout premiers stades du développement.

Il m'a fait part d'un test que son équipe de chercheurs a effectué sur des bébés de un an. On les a filmés pendant qu'on leur projetait deux films, l'un d'un visage, l'autre de voitures (et nous y revoilà avec les voitures !). Les garçons ont regardé plus longtemps les autos ; les filles, le visage.

Dans un test suivant, on a filmé plus d'une centaine de bébés alors qu'ils regardaient deux images : un visage et un engin à roulettes de mêmes forme, taille et couleur que ce visage. Les filles ont fixé plus longtemps le portrait ; les garçons, l'engin.

— Et ce test a aussi été fait sur des bébés de un an ? ai-je demandé.

— Non, pas du tout. Ils avaient *un jour* !

Les chercheurs de son équipe ont testé des bébés dont le niveau de testostérone pouvait être mesuré dans le fluide amniotique congelé de la mère. À l'âge de un an, ceux dont le niveau hormonal était moindre, surtout des filles, regardaient les gens dans les yeux et communiquaient plus facilement, étaient en général plus sociables. Ceux dont le niveau hormonal était supérieur s'intéressaient aux objets mécaniques.

À quatre ans, ces mêmes enfants montraient des caractéristiques similaires : à un niveau hormonal moindre correspondaient des facultés plus avancées de communication et de sociabilité. À un niveau hormonal supérieur, des enfants moins sociables et aux intérêts limités.

« Quand nous avons obtenu ces résultats, écrit le Dr Baron-Cohen dans son livre[1] The Essential Difference : Men, Women and the Extreme Male Brain, *j'ai eu une étrange impression, comme un frisson dans le dos. Quelques gouttes de plus ou de moins de ce produit chimique pouvaient affecter votre sociabilité ou votre capacité à vous exprimer. J'ai trouvé ça extraordinaire. »*

À ce sujet, je lui ai demandé si, à cause de ce produit chimique, la mémoire pouvait être de genre masculin ou de genre féminin.

Un aspect que le Dr Baron-Cohen n'avait pas exploré à fond. Je lui ai donc posé une autre question :

— Les personnes pourvues du « cerveau excessivement mâle » que vous associez avec l'autisme ont-elles en général une mémoire supérieure à la moyenne ?

— Oui. Bien sûr, il existe différentes sortes de mémoires. Les études ont montré que les autistes peuvent mieux se souvenir des faits – mais pas d'événements vécus.

» Nous avons étudié les cas d'adolescents doués en mathématiques – ils avaient remporté les olympiades mathématiques de Grande-Bretagne – et nous avons évalué les caractéristiques autistiques de ce groupe. Ils avaient des notes supérieures à la moyenne.

— Quelle était la répartition par sexe ?

— Surtout des garçons.

1. « La différence essentielle : les cerveaux mâle et femelle et la vérité sur l'autisme », 2003, non traduit en français. (*N.d.T.*)

— Beaucoup ?

— La très grande majorité.

Dire que les autistes disposent d'une meilleure mémoire des faits ne signifie pas que les *hommes* aient une meilleure mémoire des faits. Mais les autistes hommes sont dix fois plus nombreux que les autistes femmes.

Pourquoi en est-il ainsi ?

Supposons, supposons ! Si la nature jouait un rôle, sous l'influence de ce « produit chimique » ? Si les différences attribuées au sexe étaient innées ? Si l'homme était tout bonnement plus doué pour le concret et la femme pour les relations humaines ? Alors, en termes de survie des espèces, ce qui est le but final de ce petit jeu, à quoi servent ces différences ?

Revenons à nos lointains ancêtres qui sortaient chasser : il était vital pour eux qu'ils comprennent comment les choses s'enclenchaient.

— Évoquons l'âge de pierre, propose le Dr Baron-Cohen. Si l'un de ces chasseurs s'apercevait rapidement que la façon de tailler un silex avait une extrême importance, il pouvait faire bénéficier ses congénères de l'évolution.

Tout comme il était vital pour les femmes qui restaient au foyer à s'occuper des enfants et des vieux d'être à l'unisson avec leur voisinage.

— En termes d'évolution, remarque le Dr Baron-Cohen, les deux sexes vivaient dans des mondes à part. Ce que nous sommes aujourd'hui reflète sans doute les pressions auxquelles les sexes étaient soumis à cette époque-là.

Revenons-en aux différences qui ont été parfaitement établies : une meilleure mémoire de l'espace pour les hommes, une meilleure mémoire visuelle pour les femmes.

En termes d'évolution, c'est logique. Quand notre homme de l'âge de pierre sortait pour faire bouillir la marmite, il importait qu'il ait le sens de l'orientation plutôt qu'une bonne mémoire des points de repère. Quand moi je pense aux points de repère, je vois la station-service en face de la supérette, le premier stop après le feu rouge, le cinéma au bout du centre commercial. Rien d'aussi identifiable dans la jungle ou les plaines préhistoriques !

Mais aujourd'hui ! Ce qui « m'interpelle », c'est la conséquence de ces différences. Enfin, j'ai la réponse à un des grands mystères de la vie moderne : pourquoi tant de scènes de ménage dans les voitures ?

Vous connaissez le scénario. Il est gravé dans le tableau de bord de nos chères autos et dans les cervelles de la plupart des gens que j'ai interviewés. Il est immuable :

LUI : Je *sais* qu'on est dans la bonne direction. On va vers le nord.

ELLE : Je *sais* qu'on doit faire demi-tour. Il y a dix minutes qu'on est passés devant cette église.

Puis le ton monte, suivi d'une longue bouderie et d'un important retard à l'arrivée.

Finalement, j'ai donc compris, ou du moins je le crois : nous n'en sommes pas responsables ! Ça doit être la faute de la testostérone ou de son manque.

Il est bon d'en être conscient. Et d'accepter qu'il n'existe pas qu'une seule façon de se souvenir d'un itinéraire. Il y a plusieurs manières de se repérer – selon qu'on voit les choses de l'intérieur ou de l'extérieur.

P.-S. : C'est mon devoir mais aussi mon plaisir de vous faire part de ce qui m'est arrivé après avoir interviewé le Dr Baron-Cohen. Je rentrais en train de Cambridge à Londres et je lisais un journal anglais. Et sur quoi je tombe ? Sur un article au sujet du concours national de sudoku organisé par le *Times*. Je cite :

« Nina Pell, dix-huit ans, une étudiante du pays de Galles, a facilement résolu une grille super diabolique, devançant les candidats masculins de plusieurs longueurs. Des deux cent cinquante-cinq concurrents au départ, il n'en restait que six pour la finale, parmi lesquels le double de femmes. Précisons que ces dernières sont arrivées en première, deuxième et quatrième position. De quoi ridiculiser l'opinion générale selon laquelle les femmes seraient moins douées que les hommes en maths. »

Sans parler des moyennes !

5

Il court, il court, le furet : gymnastique et mémoire

Je partage la vie d'un homme qui s'endort joyeux et se réveille grincheux. Il prépare son petit déjeuner, fait sa vaisselle et se plonge dans son journal. Pas terrible pour la conversation !

Une heure plus tard, il se rend à sa gym, où il reste quarante minutes. Quand il en revient, miracle, son humeur est exquise.

D'après lui, l'exercice réveille son cerveau.

Vraiment ? Je lui demande de s'expliquer :

— Quand je me lève, je suis dans le cirage. Je n'arrive pas à penser. Je me sens lourdaud et stupide. Mon corps est réveillé mais mon esprit dort encore. Et ensuite, je vais à la gym où je passe vingt minutes sur le tapis roulant, puis je fais des haltères, et soudain je retrouve ma lucidité ! Je peux penser ! Mon cerveau fonctionne !

Il m'assure qu'il n'est pas le seul dans ce cas. Tous ceux qui font ce genre d'exercices régulièrement disent la même chose. Mon mari va à la salle de gym un jour sur deux. Qu'il pleuve ou qu'il neige, qu'il ait envie de paresser au lit un dimanche ou qu'il souffre d'un méchant rhume, il y court tête baissée.

Moi ? Je prends un tas de bonnes résolutions ! Le 1er janvier, j'ai mon programme pour chaque jour de l'année. Concernant l'exercice physique, je remets ça au lendemain. Pourtant, rien ne serait plus simple : nous avons la chance d'habiter un immeuble qui dispose d'une salle de culture physique au sous-sol. Mais quand le lendemain arrive, j'ai mille raisons, toutes meilleures les unes que les autres, pour ne commencer que le jour suivant. Et ainsi de suite.

Cela aurait continué ad vitam æternam si je n'avais découvert au sujet de l'influence de l'exercice sur la mémoire certaines données qui pourraient vous surprendre.

Revenons-en aux quatre impératifs sacro-saints que les experts ressassent : un régime sain, une bonne nuit de sommeil, un minimum de stress et un exercice régulier, autant physique que mental.

Les bienfaits d'un régime protéiné basses calories et du repos sont archiconnus. Pas la peine d'en reparler.

Pour le stress, bonne chance ! J'aimerais pouvoir vous aider, mais j'ai déjà assez de mal à contrôler le mien sans me mêler du vôtre.

En ce qui concerne l'entretien du corps et de l'esprit, les recherches récentes réservent quelques surprises.

Primo : les exercices pour le mental sont assez bidon !

Bien sûr, personne ne conteste les bénéfices de l'entraînement physique et mental. Mais une étude à long terme appelée *ACTIVE,* au cours de laquelle trois mille adultes âgés de plus de cinquante ans se sont exercés à aiguiser leur mémoire, accroître leur sens du raisonnement, accélérer l'assimilation de nouvelles connaissances, cette étude, donc, a donné des résultats contradictoires.

Les chercheurs ont découvert que si la mémoire était améliorée, l'entraînement ne ralentissait pas le rythme normal des pertes de mémoire. De plus, les améliorations étaient inégales. La mémoire bénéficiait des exercices où des personnes devaient retenir des listes de mots ou se rappeler les points principaux d'une histoire. Mais pas de bonus concernant leur vie quotidienne. En d'autres termes, vous pouvez faire des mots croisés toute la nuit ou apprendre de nouveaux mots (et même parfois vous en souvenir), ces exercices ne vous aideront pas à vous rappeler où vous avez garé votre voiture.

Ce qui ne m'empêchera pas de continuer à remplir des grilles de mots croisés ! D'abord parce que j'aime ça. Ensuite parce qu'il est fort possible que les chercheurs déclarent l'inverse l'année prochaine. C'est une de leurs mauvaises habitudes dans le domaine de la santé. Songez qu'ils ont affirmé tout et son contraire en matière de mammographie annuelle, de traitement hormonal de substitution ou d'anti-inflammatoires. Dans un an, ils peuvent annoncer que les exercices n'améliorent pas la mémoire mais qu'ils ont d'autres effets bénéfiques. (C'est arrivé à une certaine drogue qui, à l'origine, devait traiter la maladie de Parkinson, mais qui a eu pour effet secondaire d'accroître la libido des patients. Une bonne ou une mauvaise chose ? Je refuse de prendre part à ce débat !)

Ou bien ils peuvent s'apercevoir qu'ils s'étaient trompés, et que rien n'est mieux pour la mémoire que les exercices de l'esprit.

Ainsi, le neuropsychologue Yaakov Stern pense que la question n'est toujours pas tranchée. Il vient de créer des programmes destinés à des jeunes afin de voir si des exercices cognitifs sont capables de retarder ou même de prévenir les pertes de mémoire liées à l'âge. Comme nous le verrons au chapitre 17, on trouve sur le marché une foule d'exercices cognitifs qui promettent la lune mais dont les résultats sont terriblement décevants.

— Peut-être parce qu'ils ne sont pas encore au point, explique le Dr Stern.

Seconde surprise : l'entraînement physique ne fait pas toujours le poids. Mais quand ça marche, c'est épatant. Tout dépend du genre d'exercice auquel vous vous adonnez.

Intuitivement, nous savons que l'exercice physique est « bon » pour nous, une notion pourtant bien vague. Jusque dans les années 1990, cela voulait dire que tout le corps en profitait. De plus, ceux qui faisaient de l'exercice se rendaient compte que leur cerveau en profitait aussi. Comment ? Pourquoi ? Mystère et boule de gomme !

Jusqu'au jour où la radiologie cérébrale a permis de voir non seulement la structure du cerveau, mais aussi quelles parties de cette structure sont affectées par divers stimulus.

À présent, l'exploration radiologique cérébrale s'est fondue sans bruit dans l'immense armada médicale sans que le grand public s'en aperçoive. Et médecins et chercheurs ne font guère de battage dessus non plus, immergés qu'ils sont dans la technologie. Une technologie extraordinaire qui a profité grandement à la neurologie fondamentale.

Celle-ci a cent ans d'âge. Mais avant l'apparition du scanner, elle se contentait d'expériences sur les animaux, car disséquer le cerveau d'êtres humains vivants n'était pas vraiment… recommandé. La radiologie cérébrale a donc été et continue d'être une véritable révolution. Je parie que les générations futures, au vu de cette technologie, considéreront qu'elle a été aussi importante pour l'étude du comportement humain que les théories de Freud sur l'inconscient.

Voici ce qu'on a découvert des effets de l'exercice physique sur la cognition :

Le stretching et la musculation sont excellents. Personne ne dira le contraire. Quand je demeure assise durant des heures devant l'écran de mon ordinateur, mon dos perclus d'arthrite ne cesse de protester. Si je me lève et fais du stretching pendant cinq minutes, mon dos m'en est reconnaissant. Mais pas mon cerveau. Vous pouvez faire des heures de stretching et de musculation, cela fera du bien à vos muscles, vos os, votre souplesse, votre équilibre, votre état général et réduira votre stress (du moins pour un petit moment). Cependant, jusqu'à preuve du contraire, cela n'améliorera pas d'un iota votre cognition.

À l'inverse de l'aérobic.

Quand j'ai appris ça, j'en suis restée baba, tout comme je suis baba devant les miracles de l'aspirine. Comment un cachet d'aspirine *sait-il* quelle partie du corps est atteinte ? De même pour l'aérobic. Comment un certain genre d'exercice physique – et pas un autre – bénéficie-t-il au cerveau ? Comment mon cerveau *sait-il* réagir à telle sorte d'exercice et pas à telle autre ?

Évidemment, je n'ai pas manqué d'interroger à ce sujet le Dr Stern – qui, pour un journaliste, est le nec plus ultra : il est facile à comprendre, n'ayant pas la mauvaise habitude de ses confrères d'utiliser un langage abscons.

— L'aérobic envoie plus d'oxygène au cerveau, c'est ça ?

— D'accord pour l'oxygène, a-t-il admis. Mais la cause principale est chimique. Des études sérieuses sur des personnes âgées et en bonne santé ont montré la supériorité de l'aérobic sur le stretching et la musculation, ainsi que son influence considérable sur les fonctions du cerveau. Un composé chimique appelé « BDNF », ou « Brain-Derived Neurotrophic Factor », intervient dans l'appréhension de nouvelles informations. En fait, l'aérobic génère une production plus importante de ce composé.

(« *Et ensuite, je vais à la gym où je passe vingt minutes sur le tapis roulant, puis je fais des haltères, et soudain je retrouve ma lucidité ! Je peux penser ! Mon cerveau fonctionne !* » a dit mon mari.)

— Ce composé chimique améliore le travail des neurones, poursuit le Dr Stern. Comment ils se parlent, comment ils créent de nouvelles connexions entre eux..., c'est une question de chimie et de protéines.

Et il m'explique, dans un langage accessible, comment ces neurones se parlent :

— Le neurone est une cellule spécialisée du cerveau qui comprend deux parties. L'une reçoit l'information ; l'autre transmet l'information à un autre neurone. Un réseau des plus perfectionnés, et des plus complexes. La transmission de l'information d'une partie du neurone à l'autre, c'est comme un circuit électrique très perfectionné. Mais la transmission entre deux neurones, quand ils se parlent, est chimique. Le neurone envoie une matière chimique, le neurotransmetteur, vers une synapse – l'espace entre deux neurones –, et cette matière chimique excite le neurone voisin. Quand le neurone est suffisamment excité, il crée une petite charge électrique, et cette charge voyage. Vous pouvez imaginer une foule de neurones convergeant vers un seul, attisant le neurotransmetteur, et à un certain moment le neurone s'enflammera.

Hum !

— Une sorte d'orgasme, dis-je.

Le Dr Stern évalue ma contribution scientifique avant d'éclater de rire.

— Oui, admet-il. Un orgasme cognitif.

Il y a un milliard de neurones en activité. Comment les a-t-on comptés ? Je l'ignore. Je *sais* seulement qu'il s'agit là d'une estimation basse. Certains chercheurs avancent le chiffre de deux cents milliards ou plus. Et il y a des milliards de milliards de synapses. Mais à ce niveau, quelle importance ? Et tout ce petit monde est en constante activité, formant de nouveaux réseaux, détruisant les anciens. Plus ces réseaux sont puissants, plus l'activité chimique et électrique se renforce, plus le cerveau se fortifie.

Avec l'âge, la formation de nos réseaux continue, mais la destruction augmente. Donc, tout ce qui ralentit le vieillissement est bon pour la mémoire.

Troisième surprise : l'aérobic ne se contente pas de faire du bien à la mémoire en général – rien d'aussi vague. Tout comme la mystérieuse aspirine, il va droit au but et améliore la partie de la mémoire qui commence à faiblir après la cinquantaine. La concentration multifactorielle, par exemple.

Celle-ci est une fonction des lobes frontaux du cerveau. Comme je l'ai dit, ces lobes sont les premiers à être affectés par le vieillissement, ce qui rend la concentration multifactorielle si difficile. De même, pendant toute notre vie, les cellules du cerveau meurent et sont remplacées par d'autres, mais le processus se ralentit avec l'âge. Pis encore, dans certaines régions du cerveau telles que les lobes frontaux, l'activité cesserait entièrement.

— Il y a eu de nombreuses controverses quant à la création de nouvelles cellules, précise le Dr Stern. Est-ce qu'une seule partie du cerveau était affectée, ou bien plusieurs ? Il semble aujourd'hui que seul l'hippocampe soit concerné, ce qui est très important pour la mémoire.

Certaines études avancent que le bulbe olfactif serait également touché. Je demande :

— Si la création de nouvelles cellules dans les lobes frontaux n'existe pas, comment l'aérobic peut-il améliorer la concentration multifactorielle ?

— Grâce aux neurotransmetteurs qu'il génère. Il contribue à la survie des cellules qui sont déjà présentes.

Les chercheurs ont longtemps cru que les problèmes de mémoire – comme la perte des neurones, qui intervient normalement avec l'âge – étaient dus aux changements de certaines parties du cerveau. Désormais, on insiste sur les changements dans la *communication* entre différentes régions du cerveau. Ce n'est plus tellement le nombre des neurones qui compte, mais leur nombre *et* la force des connexions entre eux. (En fait, la perte des neurones n'est plus très significative. On peut en perdre des millions chaque jour, il en reste bien assez !) Plus importants sont les connexions synaptiques, qui diminuent en nombre et en puissance avec l'âge, et les bienfaits de l'aérobic, qui, lui, leur apporte une sorte de remontant.

Les effets de l'aérobic sur le mental ont souvent été démontrés grâce à des expériences sur des animaux, en particulier sur des rats. Après avoir mis des roues dans leurs cages, on les encourage à les faire tourner autant qu'ils veulent puis on leur fait exécuter des tâches cognitives. On s'aperçoit alors qu'ils sont bien plus performants que des rats restés inactifs. Ces tests ne manquent pas d'intérêt pour les humains. Mais le commun des mortels a surtout profité des progrès accomplis par Arthur F. Kramer, professeur de neurologie, et ses collègues.

Ils ont testé, pendant six mois, deux groupes de volontaires de plus de cinquante ans, tous en bonne santé et menant des vies sédentaires. Les uns ont fait de l'aérobic – essentiellement de la marche –, les autres de la musculation.

— Les résultats ont été surprenants ? ai-je demandé au Pr Kramer.

— Oui ! Nous avons constaté que le groupe qui avait fait de la marche exécutait certaines tâches cognitives à une vitesse de quinze à vingt pour cent supérieure à celle de l'autre groupe. Un résultat qui nous a étonnés.

S'ils ont été étonnés, moi, cela m'a sidérée !

— Les gens ont-ils fait de la marche rapide, pour arriver à ce résultat ?

— Non, de la marche simple. Ils ont commencé doucement, quinze minutes par jour, pour aller jusqu'à une heure trois fois par semaine.

Les recherches effectuées par Kramer ont enfin permis de mesurer précisément l'amélioration dans l'exécution de tâches spécifiques, appelée *processus de contrôle exécutif*. Ces tâches dépendent du lobe frontal du cerveau, le premier à être affecté par le vieillissement. En plus de la concentration multifactorielle, elles comprennent l'organisation, la planification et la vigilance. Elles combattent également le manque de concentration, en particulier les absences. (Aux yeux de certains scientifiques, ce problème est, soit dit en passant, aussi important que l'inattention.) On parle d'un progrès compris entre quinze et vingt pour cent.

Ah, j'oubliais ! Ces processus de contrôle exécutif incluent aussi l'arrêt de réactions acquises.

Devant mon air perplexe, le Dr Kramer me fournit un exemple :

— Vous êtes au volant de votre voiture et vous avez l'intention de tourner à gauche. Soudain, vous voyez un piéton qui traverse…

Compris : je freine sec.

— Une chose, enfin, ajoute le Dr Kramer. Nous avons constaté, en poursuivant nos recherches, qu'en combinant l'aérobic et les haltères on améliore encore les performances cognitives.

Depuis cet entretien, je vais m'entraîner trois fois par semaine : je marche sur le tapis roulant, soulève des poids et je danse, même si le Dr Kramer m'a dit d'y aller tout doux.

Je n'ai pas abandonné pour autant mes mots croisés ! Que la mémoire en profite ou pas, je suis ravie de terminer mes grilles.

L'autre soir, sur le point de m'endormir, j'ai soudain pensé à trois amies que je devais contacter le lendemain : Dany, Florence et Emma. J'allais allumer ma lampe de chevet pour en prendre note quand j'ai réfléchi. Non, me suis-je dit, je vais m'en souvenir. Mais comment ? En me rappelant leurs initiales. D, F, E ? Ça ne donne rien. F, D, E ? Ce n'est pas mieux. Mais E, D, F ! Voilà le sigle de la compagnie d'électricité. Une bonne association ! (Et faire des associations, c'est le but même du jeu.)

Le lendemain, je n'ai eu aucun mal à me souvenir de E, D, F. J'ai passé mes trois coups de fil. Je me suis sentie plus forte, plus sûre de moi, plus vive. Et j'ai soulevé mes haltères de huit livres avant d'entamer une marche de vingt minutes, le tout avec un grand sourire.

6

Une mémoire d'éléphant : des choses inoubliables

« Quels souvenirs personnels n'oublierez-vous jamais ? » Posez la question autour de vous comme je l'ai fait moi-même. Généralement, la réponse est facile à deviner : votre interlocuteur évoquera la mort de sa mère, la naissance de sa fille, son mariage ou son divorce, le jour où sa maison a brûlé, celui où un salaud a couché avec sa femme – ou, s'il s'agit d'une interlocutrice, où une garce a… Rien que de très banal, finalement.

Mais si vous insistez, si vous demandez à votre interlocuteur de creuser au plus profond de sa mémoire, vous tirerez le gros lot. Un souvenir émergera de sa petite enfance qui, trente, quarante, soixante ans plus tard, lui déchire encore le cœur. À vous, cette chose inoubliable semblera anodine. Tellement que vous aurez du mal à imaginer comment elle a pu s'attacher au psychisme d'une façon aussi tenace.

Pourquoi certains souvenirs persistent-ils ainsi ?

Oh, à première vue, c'est facile à comprendre : plus le choc est émotif, plus le souvenir colle à la mémoire.

Mais pourquoi ? Au niveau biologique, que se passe-t-il ?

C'est de la chimie à l'état pur.

Nichée au creux de l'hippocampe, en forme d'amande, se trouve l'amygdale, médiatrice des émotions ou « ordinateur émotionnel du cerveau », comme l'appelle le psychologue Daniel L. Schacter. Par exemple, si l'amygdale détecte la peur, les hormones liées au stress vont entrer en action. Le pouls s'accélère, les membres sont pris de tremblements, la température du corps change, la poitrine est oppressée par une sorte de malaise prémonitoire, *quelque chose* envahit la gorge.

Ce quelque chose, c'est une poussée d'adrénaline. Plus la peur est grande, plus la poussée d'adrénaline est forte, plus l'événement s'incruste dans la mémoire. Une paire de tenailles ne réussirait pas à la déloger.

Les traumatismes de l'enfance sont enfouis profondément dans l'enchevêtrement de tissus et de fils de la mémoire à long terme. Tout comme les grandes joies. Mais les blessures émotionnelles – une insulte, un rejet, une rivalité, un trouble même léger – semblent être les plus indélébiles.

• *Exemple* : les jalousies familiales.

Un psychiatre célèbre m'a parlé d'un de ses patients qui se plaignait que ses parents favorisaient son frère. Il n'arrêtait pas de gémir et de pleurnicher au sujet de ce frère. Un jour, il lui a apporté une photo prise quand ils avaient quatre et six ans et où ils tenaient chacun un panier de Pâques :

— Regardez, docteur, s'est-il exclamé triomphalement, le sien est plus gros que le mien !

Ce patient avait trente-cinq ans.

Autre cas : un homme de soixante et un ans parlant de son frère jumeau :

— Nous avions sept ou huit ans. En nous bagarrant, il a heurté un petit meuble et brisé un vase en verre. Il s'est précipité dans les bras de ma mère en hurlant : « Danny a cassé le vase ! » Moi, j'ai dit : « C'est pas vrai, c'est lui. » Elle ne m'a pas cru, car la semaine précédente elle m'avait fait des remontrances sur ma maladresse. Quand mon père est rentré à la maison, elle lui a annoncé : « Danny a brisé un vase. » J'ai reçu une correction. Je voulais tuer mon frère. Ainsi que mon père et ma mère. J'ai encore dans la bouche cet horrible sentiment d'injustice. Pendant longtemps, j'ai eu des fantasmes meurtriers.

• *Exemple* : le sentiment d'impuissance.

Une de mes amies, qui préfère rester anonyme car son histoire est désagréable, se souvient :

— J'avais cinq ans. Je jouais devant ma maison à imiter maman avec son sac et ses gants. Deux gosses plus âgés se sont emparés du sac et l'ont lancé au-dessus de ma tête, comme une balle. Ils se le renvoyaient sans que je puisse faire quoi que ce soit. Je courais de l'un à l'autre, en essayant de le récupérer, mais ils se contentaient de rire et de se moquer de moi. Je me suis mise à pleurer.

En évoquant ce souvenir, cinquante ans plus tard, elle a les larmes aux yeux :

— Mon Dieu, quelle rage j'ai ressentie ! Une *rage impuissante*. Un sentiment que je n'ai jamais pu contrôler et qui aujourd'hui encore me rend folle.

• *Exemple* : l'humiliation.

— J'avais huit ans. J'ai vu de l'autre côté de la rue trois grandes filles – quinze ou seize ans – qui dansaient le jitterbug. J'ai essayé de les imiter. J'ai fait quelques petits pas. J'ai relevé la tête, et je me suis rendu compte qu'elles s'étaient arrêtées et me pointaient du doigt en se tordant de rire. J'ai couru à la maison. J'ai cru mourir d'humiliation. J'entends toujours le rire de ces petites garces.

La femme qui m'a raconté cette histoire a soixante-six ans. Après coup, elle m'a envoyé un e-mail pour me décrire les garces en question.

• *Exemple* : la fierté blessée.

— Ç'a été la seule fois où j'ai reçu une fessée. J'avais cinq ans, nous dînions, et j'étais d'une humeur de dogue pour une raison qui m'échappe. J'ai fait exprès de verser du sucre par terre. Mon père l'a essuyé mais m'a menacée de me donner une fessée si je recommençais. Je l'ai fait quand même. Alors il m'a couchée sur ses genoux et m'a fessée. Oh, pas méchamment, mais *devant mes frères* !

» J'ai crié : “Je m'en vais !” et j'ai couru dans ma chambre, pris mon chandail mauve et ma poupée préférée, je les ai fourrés dans un sac. Je suis sortie et me suis arrêtée au coin de la rue pour décider de mon avenir. On était en octobre et la nuit tombait. Je n'ai pas oublié ce que je me suis dit : bientôt il fera noir et j'ai faim. Alors je suis rentrée.

» Des années plus tard, ma mère m'a avoué qu'ils n'avaient pas cessé de me surveiller par la fenêtre. Comme ils trouvaient l'histoire tordante, ils n'arrêtaient pas de la raconter à leurs amis.

Louise, qui a maintenant cinquante-trois ans, ne trouve toujours pas ça amusant.

Et maintenant, un souvenir personnel. Je vous prie de ne pas rire :

Je suis en CE1. C'est l'automne. Miss Palm, que nous adorons toutes, a apporté des feuilles d'arbre de toutes les couleurs. Chacune va pouvoir en choisir une pour la coller dans son cahier.

Miss Palm dépose un peu de colle sur chaque cahier. Bientôt, je n'en ai plus. Je lève le doigt pour en redemander. Mais ça ne me suffit pas. Il m'en faut encore.

— Martha ! s'exclame-t-elle, qu'est-ce qui ne va pas ? Tes camarades en ont suffisamment.

La honte ! Je comprends mon problème : les autres ne mettent qu'un peu de colle par-ci, par-là, alors que j'ai décidé d'en étaler sous toute ma feuille. J'entends les filles de ma classe ricaner.

— Dis-moi, Martha, insiste miss Palm, qu'est-ce qui se passe ?

Lui avouer ? Je suis incapable de parler. Et de respirer. Je veux mourir, et ça va m'arriver, tellement je suis bête !

Fin de mon histoire. À votre tour !

La douleur physique s'accroche également à la mémoire, mais d'une autre façon. Mon frère se souvient à quel point il a eu mal lorsqu'un grand lui a cassé la figure et presque brisé le bras, il y a cinquante ans. Mais il se rappelle surtout sa honte quand notre mère a dû venir le protéger, et cela devant ses copains.

Si on se souvient simplement des douleurs physiques, les douleurs émotionnelles peuvent être revécues – une curieuse distinction que j'explore au chapitre 9.

— Nous sommes le 17 juin 1959. J'ai douze ans. La Novocaïne n'a pas fait assez d'effet, et l'on doit me maintenir sur le fauteuil pendant qu'on m'arrache deux dents.

Mon amie ne me raconte pas son histoire dans ces termes, mais revit la scène et m'en fait le témoin :

— Ils devaient m'arracher quatre molaires, explique-t-elle, mais comme je me suis évanouie, ils se sont contentés de deux.

— Ta mère n'est pas intervenue ? je demande, horrifiée.

— Elle n'était pas là. La bonne m'avait déposée chez le dentiste. J'étais toute seule.

— Mais après ? Quand tu es rentrée ?

— Je n'en ai jamais parlé, ni à elle ni à personne. J'étais dans un tel état de choc que j'ai gardé le silence pendant trente ans.

Les faits n'ont pas à être douloureux pour qu'on s'en souvienne. Le neurologue Norman Relkin constate :

— Mes patients me demandent souvent pourquoi ils ont oublié ce qu'ils ont eu pour déjeuner, mais se rappellent le gâteau de leur dixième anniversaire. Eh bien, certaines tâches mnésiques sont plus difficiles que d'autres, et les personnes qui croient souffrir de pertes de mémoire ne s'en rendent pas compte. Elles oublient un certain fait et cela les inquiète, car il est difficile d'admettre que la mémoire est plus ou moins performante selon les événements. Pourtant, les événements qui reviennent souvent, de façon routinière, tels les déjeuners, s'oublient facilement. Le cerveau les classe dans la catégorie « Déjeuners » parmi mille ou dix mille autres.

Alors qu'on ne fête son dixième anniversaire qu'une seule fois dans sa vie…

L'inconscient est une armoire qui déborde. Impossible de faire le décompte de ce qu'elle contient sous l'étiquette « Ce que je n'oublierai jamais ».

Pourquoi me suis-je réveillée une nuit, au milieu d'un rêve, en prononçant à haute voix : « 324.30.74 », le numéro de téléphone de ma mère, que je n'ai pas composé depuis vingt ans ?

Si quelqu'un me lançait à brûle-pourpoint : « Quel était le numéro de ta mère ? », je répondrais : « Comment diable veux-tu que je le sache ? Elle est morte depuis vingt ans. » Et cependant, ce numéro a continué à vivre dans mon inconscient !

Pourquoi, un matin, mon mari est-il entré dans la cuisine, encore abruti de sommeil, en énonçant à propos de rien : « 19204376 », son numéro matricule dans l'armée de l'air – où il avait servi en 1946 ?

— Qu'est-ce qui t'y a fait penser ? ai-je voulu savoir.

— Je ne sais pas.

— Tu rêvais ?

— Je ne sais pas.

— Tu t'en serais souvenu si je te l'avais demandé ?

— Sûrement pas.

Les psychologues parlent d'hypermnésie pour désigner ces souvenirs conservés si profondément qu'ils semblent être congelés. Sauf qu'ils sont capables de remonter à la surface et de fondre en un clin d'œil.

Ces événements personnels que nous serions heureux d'oublier, ça serait épatant d'en être débarrassés. Mais voilà, c'est le genre de souvenirs que l'âge n'affecte pas ! Vous pouvez oublier où vous avez posé vos lunettes, les courses à faire le lendemain, ce qu'on vous a raconté la veille ; mais le passage du temps n'a pas effacé la honte que vous avez ressentie quand vous avez fait pipi dans votre culotte en CE1 !

Une amie m'a dit que sa mère n'avait jamais effacé de sa mémoire un tel incident. Elle avait alors six ans, et à soixante-dix ans cela la hantait encore :

— Sa mère, donc ma grand-mère, n'avait pas confiance dans le système scolaire traditionnel. Elle aurait voulu avoir des précepteurs pour ses enfants, seulement les autorités l'ont forcée à envoyer ses gosses à l'école publique. Le premier jour, ma mère a levé la main pour aller aux toilettes, mais la maîtresse a refusé : « On vient de rentrer de récréation, tu dois rester à ta place. »

» Elle a mouillé sa culotte, et ma grand-mère a été obligée de venir la chercher. Fin de l'école publique. Ma mère a relaté cet épisode jusqu'à la fin de sa vie, sans une once d'humour. Pour elle, ce souvenir était toujours aussi douloureux.

— La mémoire est nourrie d'émotions, constate le Dr Gayatri Devi, neurologue et psychiatre. Les émotions sont aussi importantes pour la mémoire que… la mémoire elle-même. Si les émotions et les événements pouvaient être mesurés, on verrait, à mon avis, qu'ils contribuent à égalité à nourrir la mémoire.

Si vous demandez à des acteurs professionnels – j'en ai rencontré beaucoup – ce qui a causé la plus grande humiliation de leur carrière, ils vous répondront d'un seul mot : la *mémoire*. Ou plutôt les trous de mémoire.

Si vous et moi, en bavardant, nous oublions ce que nous disons, quelle importance ? Un nouveau sujet de conversation viendra très vite. Mais si vous vous tenez sur scène, totalement figé, les projecteurs détectant la moindre lueur de terreur dans vos yeux, face à des centaines de spectateurs qui ont dépensé beaucoup d'argent pour vous voir et si, soudain, vous oubliez vos répliques, je préfère ne pas être à votre place…

Priscilla Lopez, cinquante-huit ans, comédienne et chanteuse, a connu son premier grand succès dans *Chorus Line* sur Broadway, dans les années 70.

— On croit mourir quand on a un blanc, se rappelle-t-elle. Je venais d'entamer mon grand air et, d'un coup, impossible de me rappeler la suite. J'ai pensé : Qu'est-ce qui m'arrive ? Mon Dieu ! J'avais le visage ruisselant de transpiration. Et l'impression de ne plus m'appartenir, de me voir de l'extérieur. C'était horrible !

En me racontant ce moment dramatique, elle prend la pause, debout, comme paralysée, rejouant la scène les mains levées au-dessus de sa tête. Ses amygdales sont prises de folie, et dans sa tête des milliards et des milliards de neurones font des étincelles.

— Je me suis arrêtée net, poursuit-elle. Je ne pouvais pas continuer. Impossible. J'ai quitté la scène après avoir interprété un quart de ma chanson ! Le truc à ne pas faire, croyez-moi !

» Dans les coulisses, c'était la panique. Ça courait dans tous les sens, car dans ce genre de comédie musicale tout est réglé à la seconde près : l'entrée des chanteurs, les changements de lumière, l'attaque des musiciens. Et moi, j'avais jeté une pierre dans ce bel engrenage. Quel cauchemar ! Mon pire souvenir !

« Les femmes et les éléphants n'oublient jamais le mal qu'on leur a fait », a déclaré un jour l'humoriste Saki.

Dans le même ordre d'idées, lord Byron fait dire à son *Don Juan* : *« La vengeance est douce, surtout pour les femmes. »*

J'ignore d'où vient la réputation des éléphants, quoique leur légendaire mémoire soit souvent citée. En revanche, le mythe de la femme vengeresse n'a pas de sens.

S'il est vrai que la mémoire varie selon le sexe, c'est faux dans ce cas précis : hommes et femmes sont également rancuniers, et sans doute les hommes plus que les femmes.

Une étude a fait ressortir que lorsqu'il s'agit de couver une insulte, d'en vouloir à quelqu'un ou de mijoter une vengeance, les hommes ont une mémoire plus aiguë. Cette étude a été menée par le département d'imagerie cérébrale de l'University College de Londres. Les chercheurs ont formé seize couples et les ont fait participer à un jeu. Si les deux partenaires s'entendaient, ils gagnaient. Mais les chercheurs avaient introduit dans ces couples des acteurs qui jouaient exprès les égoïstes. Bientôt, tout le monde les a détestés. Puis on a scanné le cerveau des participants tandis que certains d'entre eux recevaient des petits chocs électriques.

Quand on administrait ces chocs électriques à un joueur coopératif, l'imagerie révélait de l'empathie pour lui. Mais quand il s'agissait d'un joueur individualiste, les cerveaux masculins montraient du plaisir. Signe de vengeance !

Quant aux cerveaux féminins ? Leur centre d'empathie faisait des étincelles pour toutes les catégories de joueurs.

Les artistes – acteurs, écrivains, peintres, bref, tous ceux qui sont sujets à la critique professionnelle – gardent une dent contre les mauvaises critiques. J'en connais des tas. Longtemps après, ils se souviennent de chaque mot d'un article désagréable. (Je le sais : ça m'est arrivé.)

Je me promenais sur Broadway avec un ami critique de théâtre quand nous avons croisé un célèbre acteur. Mon ami lui a adressé un chaleureux salut. L'acteur l'a totalement ignoré.

— On dirait qu'il te fait la gueule ! ai-je remarqué.

— Il y a vingt ans, j'ai commenté une pièce où il jouait. Je l'ai félicité pour son interprétation en ne formulant qu'une seule réserve, mais il ne me l'a jamais pardonnée.

Récemment, j'ai regardé une émission de télévision où Paul Newman et Robert Redford parlaient de leurs débuts. C'était peu avant que Paul Newman annonce qu'il prenait sa retraite, à l'âge de quatre-vingt-deux ans. Il n'était plus aussi sûr de lui, ni de sa mémoire ni de son jeu pour travailler selon les critères qu'il s'était fixés.

Dans la même émission, Robert Redford, longtemps au firmament des stars, évoquait un article d'un grand quotidien au sujet d'une de ses premières pièces : « Le critique m'a trouvé cabotin et angoissé. »

Malgré le temps passé, plus d'un demi-siècle, Redford racontait l'anecdote avec un rire amer qui en disait long sur son orgueil blessé.

Quand on demande : « Quel événement n'oublierez-vous jamais ? » à un nombre important de personnes, des constantes apparaissent. Pour les gens qui l'ont vécu, un souvenir arrive en tête de liste : le choc d'avoir vu pour la première fois leurs parents faire l'amour. Et quand ils en parlent, c'est en Cinémascope, en Technicolor et en Dolby ! Avec une précision toute photographique !

Je vais citer intégralement la confession d'une femme de soixante-dix-huit ans telle qu'elle me l'a racontée, avec la richesse et la précision de ses mots à elle. C'est un bon exemple des effets de l'émotion sur la mémoire. Elle avait huit ans au moment où c'est arrivé :

— Mes parents m'ont emmenée à New York pour l'Exposition universelle de 1939. Nous logions dans un hôtel moche, dans deux petites chambres communicantes – l'une avec un grand lit, l'autre avec un canapé. J'avais peur d'être seule dans cet endroit inconnu, aussi ma mère a-t-elle dormi avec moi sur le canapé.

» Au milieu de la nuit, je me suis réveillée et elle n'était plus là. Je savais ce qui se passait. J'ai entendu un fort grincement et j'ai compris que c'était le lit. En réalité, je ne savais pas ce qu'ils faisaient – je ne connaissais rien au sexe, à cette époque les gosses de huit ans étaient ignares –, mais j'ai senti qu'on m'avait abandonnée et qu'elle était dans ce lit avec mon père. J'étais furieuse contre tous les deux.

» Je suis entrée dans leur chambre. Je voyais tout. La pièce était illuminée par les lumières de la rue. Une enseigne au néon clignotait sans arrêt. Le lit ne cessait de couiner et je voyais ces grosses fesses blanches se lever et s'abaisser, se lever et s'abaisser, se lever et s'abaisser au rythme des couinements du lit et des clignotements de l'enseigne lumineuse. Je n'avais aucune idée de ce qu'ils faisaient. Mais j'étais en colère et j'ai crié : “ Je savais que tu serais ici !”

» Alors ma mère a soulevé sa tête de l'oreiller et elle m'a dévisagée avec stupéfaction ; et la tête de mon pauvre père a pivoté, et je n'oublierai jamais l'expression de panique de son visage. Il était comme paralysé. Il m'a regardée avec un air horrifié. Puis il a bondi du lit en se couvrant, et je suis retournée à mon canapé où je me suis couchée en boudant.

» Au bout d'un moment, ma mère m'a rejointe, et m'a expliqué que c'était ce que faisaient les gens mariés qui s'aimaient et que je comprendrais quand je serais plus grande, blablabla… mais je ne voulais rien entendre. Je me suis tournée vers le mur en silence. Pendant les quarante-huit heures de notre séjour, je n'ai pas adressé la parole à mon père, et lui ne m'a pas dit un mot. Il était si gêné qu'il n'osait pas me regarder.

» Nous n'avons jamais parlé de cet incident, sauf une fois, des années plus tard, alors que j'étais déjà mariée. Et devinez ? Il a piqué un fard en s'écriant : "Oh, tu étais si petite ! Tu ne te souviens sûrement de rien. — Tu crois vraiment ? ai-je rétorqué. Le lit grinçait. Une lumière clignotait dehors. Tu ne portais que ta veste de pyjama. Elle avait des rayures bleues et blanches."

C'est beau la mémoire !

7

Drôle de bouillabaisse : les mélis-mélos de la mémoire

JOE : On a dîné dans un grand restaurant la semaine dernière.
CHARLIE : Ah oui ? Il s'appelle comment ?
JOE : J'ai oublié. Ça ressemble… Non… Ah ! Comme une fleur, tu sais, une fleur rouge, avec des épines ?
CHARLIE : Une rose ?
JOE : C'est ça ! Une rose ! (*Il crie en direction des coulisses.*) Hé, Rose ! Comment s'appelle le restaurant où on a dîné hier soir ?

Joe semble un peu demeuré, la plaisanterie est longue à venir, mais je l'adore. J'aime la façon dont elle met en scène deux sortes de mémoire et les utilise pour faire rire.

Comme le neurologue Yaakov Stern le remarque, les psys ne parlent jamais de la mémoire d'une façon simple. Ils évoquent différentes sortes de mémoire qui impliquent différentes régions du cerveau (comme nous l'avons vu avec les effets de l'aérobic sur les lobes frontaux). La mémoire est partout dans le cerveau, et y faire appel veut dire que de nombreuses régions de celui-ci entrent en action.

Inutile d'en savoir plus. C'est affreusement compliqué et ça ne servirait pas à améliorer votre mémoire. Pour les spécialistes, ça ressemble à un arbre généalogique avec son tronc commun et des branches qui se multiplient à l'infini. Je vais plutôt essayer de l'élaguer, d'arracher les broussailles qui l'étouffent afin d'avoir une vue plus claire, et donc la possibilité de mieux comprendre ce qui se passe. Ainsi, oublier le nom du restaurant où vous avez dîné la veille ne devrait pas vous donner des sueurs froides car vous savez que cela arrive souvent et vous en connaissez la cause. Mais si vous oubliez le nom de votre conjoint(e), c'est une autre paire de manches !

Précisons pour commencer que le vieillissement n'affecte pas de la même façon toutes les sortes de mémoire. Certaines ne sont pas touchées. En revanche, la mémoire épisodique que je décrirai plus loin est la plus vulnérable. Quant à la *mémoire de travail*, que je décrirai également plus loin, elle a ses limites quel que soit l'âge.

De quoi est exactement formé l'arbre de la mémoire ? Les spécialistes ont du mal à tomber d'accord. En général, ils admettent qu'il y a trois branches principales : la mémoire explicite, la mémoire de travail et la mémoire implicite.

Nous utilisons la *mémoire explicite* de façon consciente pour conserver des informations et en retirer. Ou nous essayons de l'utiliser. Les faits, visages, mots, événements, expériences personnelles ou non… tout ce que nous connaissons du monde et de nous-mêmes ou presque fait partie de la mémoire explicite.

Cette branche a deux rejets : la mémoire sémantique et la mémoire épisodique.

La mémoire sémantique est surtout concernée par les faits :

• La tour Eiffel est à Paris.
• Jeudi précède vendredi.
• Un caniche est une race de chien.
• Un restaurant est le lieu où l'on va manger.
• La mémoire épisodique recouvre les expériences personnelles :
• Nous sommes montés en haut de la tour Eiffel.
• Dieu merci, on est vendredi !
• Mon chien était un caniche noir (adorable) du nom de Gwendolyn.
• La semaine dernière, nous avons dîné dans un grand restaurant.

Ce qui nous ramène à l'histoire de Joe. Quand Joe ne peut se souvenir du restaurant où il était la semaine précédente, c'est une perte de la mémoire épisodique, et il n'a pas à se faire de mauvais sang ; il n'est pas le seul. C'est notre lot à tous.

Quand il a oublié le nom de celle qui est sa femme depuis trente ans, c'est une perte de la mémoire sémantique et ça devrait l'inquiéter. Rose également. Car la plupart des noms, y compris ceux de nouvelles connaissances, des gens que vous venez de rencontrer, que vous voyez rarement et à qui ne vous pensez guère – bref, les noms de gens qui ne sont pas des intimes –, sont conservés dans la mémoire épisodique. Mais les noms des membres de la famille, de gens qui vous sont très proches, devraient être encodés à jamais dans la mémoire sémantique.

Donc, soit Joe a un vrai problème de mémoire, soit Joe et Rose ont un vrai problème de couple. Ou les deux !

La mémoire sémantique est tenace. Elle n'est pas affectée par l'âge, ni même par le grand âge. Alors que la mémoire épisodique commence à nous jouer des tours vers la cinquantaine à peu près, et à quelques millions de cellules nerveuses près. (Ce qui n'est pas une grande perte quand on se souvient que le cerveau en contient près de deux milliards !)

Un exemple de la différence entre ces deux formes de mémoire : « Les lunettes, c'est quoi ? » et : « Où ai-je posé mes lunettes ? »

La connaissance sémantique (comme se souvenir du service de porcelaine que vous utilisez chaque jour) est principalement logée à l'arrière du cerveau. Mais la connaissance liée à un contexte particulier (comme se rappeler ce que vous avez mangé dimanche dernier dans ce service) se loge dans la partie frontale du cerveau. Elle se nomme la *mémoire contextuelle.* Un exemple : « Je l'ai vue l'autre jour, mais où était-ce ? Où donc ? » C'est sûrement le diable en personne qui a inventé ce sous-groupe de la mémoire épisodique.

Tout cela est parfaitement normal. Comme d'avoir un mot sur le bout de la langue. Mais on s'inquiète car :
a) on ignore que c'est normal ;
b) ce genre d'oubli apparaît en premier lieu dans des conditions *anormales*.

On va donc consulter et, le visage blême, on récite au médecin sa litanie :

« Je vais au cinéma, et dans deux jours j'aurai oublié le nom du film. C'est exactement ce qui est arrivé à mon oncle qui a Alzheimer et, mon Dieu, est-ce que cela va m'arriver aussi ?... »

Sans doute pas. Contrairement à une idée répandue, la maladie d'Alzheimer n'est pas héréditaire, comme vous le verrez dans le chapitre 12.

Accrochées à notre arbre se trouvent également les *mémoires épisodiques personnelle* et *impersonnelle*.

Je vous demande encore un effort et je vais essayer d'illustrer mon propos.

« Le politicien X a été condamné pour faux, usage de faux, et association de malfaiteurs. » C'est de la mémoire épisodique impersonnelle.

« Oh, je viens d'entendre à la radio que X avait été condamné. » C'est de la mémoire épisodique personnelle.

Il existe également la *mémoire prospective*, que certains neurologues placent dans une catégorie séparée. Il s'agit de se rappeler les actions à venir. Exemples : se souvenir de prendre ses médicaments, de retirer de l'argent au distributeur, de se rendre à un déjeuner. Comme rien n'est simple, la mémoire prospective se divise en deux parties : l'une basée sur le temps (se souvenir de l'heure à laquelle prendre ses médicaments) et l'action (se rappeler de rembourser l'argent que l'on doit à l'ami avec qui on a rendez-vous pour déjeuner).

En réalité, on se souvient beaucoup plus facilement de la mémoire basée sur l'action, grâce à un gadget cognitif nommé *analogie* : voir votre ami vous fait penser à l'argent que vous lui devez.

La mémoire déclarative a également deux branches : la mémoire à court terme et celle à long terme.

Simplifions les choses (et de beaucoup) : un événement se transforme en souvenir grâce à l'*encodage*.

Revenons à cet irritant problème qu'est l'oubli des noms. Vous faites la connaissance de Sally, vous lui dites : « Ravie de vous rencontrer, Sally » et vous répétez dans votre tête : « Sally, Sally, Sally. »

Bravo : vous avez encodé l'événement.

Le lendemain, vous croisez Sally dans la rue et vous nc savez plus son nom ! C'est que vous l'avez encodé superficiellement. Il est resté quelques secondes dans votre mémoire à court terme et il s'est envolé. Terminé.

Pour l'encoder plus profondément, il vous aurait fallu l'associer à quelque chose de connu, comme je l'ai décrit plus haut. Tous les événements qui sont encodés créent un système unique de liens entre les neurones. Plus vous créez d'associations, plus les liens sont forts et la mémoire est puissante.

Les spécialistes de la mémoire à long terme insistent sur le fait que, si l'on est distrait au moment de l'encodage, ça ne marche pas. Et comme, avec l'âge, il devient de plus en plus difficile de se concentrer, il est d'une extrême importance d'être de plus en plus attentif !

Ainsi que je l'ai montré au chapitre 5, faire attention est une des fonctions exécutives régies dans le lobe frontal et améliorées par l'aérobic. (Une activité qui par elle-même demande de l'attention. Assise devant mon ordinateur, je souffre d'une côte fêlée. Pendant que je courais sur mon tapis, la semaine dernière, je n'ai pas regardé mes pieds. Ainsi, s'il est bon de faire de l'exercice pour les lobes frontaux, il faut aussi faire gaffe !)

On m'a souvent parlé de la mémoire à court et à long terme sans que je sache à quoi correspondaient exactement les termes. Combien de temps dure le court terme ? Et le long terme, alors ?

Le Pr Stern m'a gentiment rassurée :

— Le « exactement » n'existe pas. Le *court* peut durer une ou deux minutes ; le *long,* des jours, des semaines, des années. Mais le *très* court terme appartient à un système différent.

— Encore une autre branche ?

— Oui, il s'agit de la *mémoire de travail.* C'est là que les choses sont enregistrées en premier lieu. Dans une sorte de calepin où l'on se souvient d'un numéro de téléphone avant de le composer. Le calepin visuélo-spatial.

Le numéro de téléphone qui vous échappe est l'exemple type que les spécialistes utilisent pour parler de la mémoire de travail. (À ce propos, j'ai été heureuse d'apprendre de la bouche du Dr Simon Baron-Cohen que la plupart des gens ne peuvent pas retenir plus de sept chiffres. La raison pour laquelle les numéros de téléphone ne devraient comporter que sept chiffres. Fermons la parenthèse.)

— Toute information qui entre dans la mémoire de travail, poursuit le Pr Stern, doit y être maintenue, sinon elle est perdue. Si on peut l'y maintenir suffisamment, elle sera encodée dans la mémoire déclarative. Et quand on la récupère, elle revient au calepin. C'est là que vous utilisez l'information et la manipulez. Comme dans un ordinateur. Certains documents sont enregistrés dans le disque dur, mais quand vous avez besoin de les utiliser, ils passent dans la mémoire de travail de l'ordinateur.

— Pourquoi la mémoire de travail et la mémoire déclarative appartiennent-elles à deux systèmes différents ?

— Elles ne dépendent pas des mêmes régions du cerveau. Les systèmes fonctionnent ensemble, mais la mémoire de travail n'opère pas dans les mêmes régions que la mémoire à long terme.

Nous arrivons maintenant à la troisième branche de l'arbre, appelée la *mémoire implicite*. On l'utilise sans en êtrc conscient.

La mémoire sensorielle, qui, comme son nom l'indique, fait appel aux sens – la vue, l'odorat, l'ouïe… –, peut être consciente ou inconsciente, selon qu'elle est familière ou non.

Par exemple : amateur de viande grillée, vous vous trouvez près d'un barbecue. Vous ne reniflez pas l'air en vous demandant ce que vous sentez. Vous reconnaissez l'odeur sans en être conscient. En revanche, si vous croisez une femme qui porte du *N° 5* de Chanel, un parfum que vous avez respiré seulement une fois et il y a longtemps, tandis que cette odeur pénètre dans le centre olfactif de votre cerveau, vous allez vous demander d'une façon consciente : Où ai-je déjà senti ça ? Quand ? Sur qui ?

En fait, la vraie mémoire implicite est toujours inconsciente. On la conserve même si l'on est atteint des pires troubles de la mémoire, sauf à devenir un triste légume. On l'appelle également la *mémoire procédurale* : indestructible, totalement automatique, on n'y pense jamais.

La mémoire procédurale, Frank Sinatra l'utilisait sans s'en apercevoir pour chanter, tout comme Fred Astaire faisait appel à elle quand il dansait. Tiger Woods n'y pense pas non plus quand il drive – s'il y pensait, il est fort probable qu'il raterait son coup.

La mémoire procédurale est la mémoire des savoir-faire automatisés. Elle permet de marcher, de boire avec un verre, de nouer ses lacets.

Elle se développe au tout début de la vie. Pourtant, voici une énigme de la mémoire, appelée parfois *amnésie enfantine*. Pourquoi ne se rappelle-t-on pas ce qui nous est arrivé – souvenirs épisodiques – avant l'âge de quatre ou cinq ans, à de fort rares exceptions près ?

— Freud pensait qu'à un très jeune âge un traumatisme bloquait la mémoire, qui était alors refoulée dans l'inconscient, etc., m'explique Terrence Deacon, professeur d'anthropologie biologique, lors d'une conversation au sujet de l'évolution de la mémoire. Mais cette théorie n'a plus vraiment cours. Les divers systèmes de la mémoire ne sont pas totalement en place avant l'âge de cinq ou sept ans. Auparavant, l'enfant construit sa mémoire procédurale – en apprenant à parler et à faire un certain nombre de choses.

» Ces compétences se développent d'autant mieux que, biologiquement, elles ne sont pas dérangées par des tas de souvenirs épisodiques quand l'enfant n'en a pas besoin.

» Durant l'enfance, si vous êtes un mammifère, on prend soin de vous. Rien ne vous oblige à vous rappeler certains événements de votre vie. Tout vous est servi comme sur un plateau. Vous aurez besoin de la mémoire procédurale quand vous commencerez à vivre d'une façon autonome et, à ce moment-là, elle sera prête à fonctionner.

En d'autres termes, la mémoire procédurale est à la fois la plus ancienne et celle qui dure le plus longtemps. La mémoire épisodique est la dernière à être mise en place et la première à tomber en panne.

Mais si ça peut vous consoler, sachez que ce serait bien pire si c'était l'inverse !

La mémoire procédurale est ancrée si profondément dans le cerveau qu'elle peut fonctionner indépendamment de l'hippocampe, bien que les spécialistes ne comprennent pas comment c'est possible.

Je l'ai vu de mes propres yeux. J'ai connu une femme qui avait été une pianiste prodige puis une brillante musicienne. À seize ans, elle donnait des concerts dans le monde entier. À dix-sept ans, elle a été atteinte de schizophrénie. Elle a ensuite passé trente ans dans un établissement psychiatrique où on lui a administré des électrochocs.

En sortant, elle a habité chez des cousins, mais en fait elle vivait dans son monde à elle. Elle n'avait plus aucune émotion, et sa mémoire ne dépassait pas les événements de la veille. Cependant, assise au piano, sa musique était toujours magique. Ses doigts se souvenaient !

La mémoire procédurale vous permet de nouer vos lacets, de faire du vélo. Comme me l'a dit un jour une de mes vieilles amies aujourd'hui disparue, Helen Singer Kaplan, qui était psychiatre et sexologue :

— La mémoire procédurale rappelle à votre corps comment faire l'amour. C'est la dernière chose qu'on oublie, tant qu'on est physiquement en forme. On peut continuer à faire l'amour alors même qu'on a oublié avec qui on le fait !

Olé !

8

L'amnésie version Hollywood : les bienfaits de l'oubli

Une histoire vraie : Trudy, une créatrice de chaussures, s'est retrouvée brutalement veuve à l'âge de cinquante-sept ans. Son mari, épousé trente-trois ans auparavant, a été victime d'une crise cardiaque en avion. Il est mort immédiatement. Je ne l'aimais pas beaucoup, mais enfin…

Après l'enterrement, Trudy a reçu ses amis chez elle. Une semaine a passé, puis une deuxième. Ses enfants l'ont poussée à retravailler.

Un mois plus tard, elle est retournée à son bureau. Rentrant chez elle, au volant de sa voiture, par l'itinéraire qu'elle avait suivi deux fois par jour, cinq jours par semaine, pendant plus de vingt ans, elle a heurté un poteau électrique. Une épaule brisée, des côtes cassées, des éraflures et des bleus l'ont punie de son excès de vitesse. Après un bref séjour à l'hôpital, elle est revenue à son domicile où elle a de nouveau reçu famille et connaissances.

Les témoignages d'amitié ont afflué de toutes parts. Tout le monde adorait Trudy. Mais, derrière son dos, ses amis n'ont pas manqué de se poser des questions évidentes. Du genre : « Était-ce vraiment un accident ? » Après tout, elle connaissait la route par cœur et aurait pu conduire les yeux fermés. « A-t-elle essayé de se suicider ? »

Personne ne savait que le mari de Trudy l'avait martyrisée psychologiquement. Ni qu'elle était restée mariée… pour toutes les raisons qui font que les gens ne divorcent pas même si leur couple est une catastrophe. Ni qu'avant de partir pour ce voyage son mari lui avait annoncé qu'il avait une petite amie et voulait divorcer. Sa mort était donc venue à point nommé ; elle lui avait évité la peine et l'humiliation d'être une épouse répudiée et de perdre son statut social. Au lieu de ça, elle était la veuve qui, face à l'adversité, faisait front.

Quelques mois plus tard, je lui ai posé la question qui me brûlait les lèvres :

— Tu as essayé de mettre fin à tes jours ?

— *Sûrement pas !*

— Alors, qu'est-ce qui t'est arrivé ?

— Aucune idée. Je conduisais sans faire attention. Dans ma tête, je dessinais une chaussure.

Ne pleurons pas sur le sort de Trudy. Elle a un nouveau mari, un homme charmant qu'elle adore, mais ce n'est pas le propos. Si, mettant de côté tout ce pathos, on considère seulement les faits, on s'aperçoit que ce qui s'est passé pour Trudy n'a rien d'exceptionnel. Nous l'avons tous vécu !

Exemple : Vous allez d'un endroit que vous connaissez à un autre – à pied, à bicyclette ou en voiture, peu importe. Vous arrivez à destination. Vous regardez autour de vous, un peu hagard. Et vous vous apercevez que vous n'avez aucun souvenir conscient de l'itinéraire que vous avez suivi. Comment suis-je parvenu à destination ? Combien de temps ai-je mis ? Où suis-je passé, qui ai-je vu, à quoi ai-je songé pendant ce temps-là ?

Vous dessiniez une chaussure ! Ou, plus exactement, vous aviez des pensées lointaines, sans doute agréables. Ou encore vous ne pensiez à rien, pas consciemment en tout cas. Vous étiez sous pilote automatique car la route, qui faisait partie d'une habitude bien établie, était ennuyeuse. Bref, telle Trudy, vous auriez pu effectuer le trajet les yeux bandés.

De toute façon, vous ne faisiez pas attention. Vous aviez l'esprit vague, comme s'il était distinct du cerveau et pouvait décider de l'itinéraire à suivre. Ce qu'il peut, en un sens.

En réalité, ce que vous venez de vivre est une forme d'amnésie. Tout le monde, et à tout âge, y est confronté, mais plus fréquemment à cinquante ou soixante ans qu'à vingt. Les raisons ? Primo, on est moins concentré. Secondo, comme la routine a eu le temps de s'installer, que tout est devenu plus familier, on répète certains actes sans en avoir conscience.

— Cela arrive surtout quand vous vivez dans l'instant, sans essayer d'apprendre de nouvelles données, dit Barry Gordon, neurologue. Disons que vous roulez sur l'autoroute qui va de Baltimore à New York. En quoi est-ce digne d'être mémorisé ? Même si ce parcours ne vous est pas habituel, vous n'avez pas à l'enregistrer. C'est inutile. Il vous suffit de pointer votre voiture dans la bonne direction. De la même manière, en arrivant à New York il y a deux jours, j'ai marché entre la 53e et la 42e Rue. Par où suis-je passé ? Je serais bien incapable de vous le dire : j'avais d'autres choses en tête.

On pourrait appeler ça une amnésie normale, même si ça semble bizarre. Pourtant, un tel « trou » est totalement normal.

Prenons le cas d'un célèbre professeur du Massachusetts Institute of Technology, Norbert Wiener : à la fois génial et distrait, un vrai savant Cosinus. Sur le campus, on n'en finit pas de raconter des anecdotes qui le concernent. Un jour, bavardant avec un étudiant dans un couloir de l'université, il lui demande :

— Quand je vous ai croisé, j'allais dans quelle direction ?

— Par là, répond l'étudiant en pointant le doigt vers la cafétéria.

— Très bien, alors je n'ai pas encore déjeuné !

Autre histoire : le professeur déménage avec sa famille dans une maison voisine de l'ancienne. Sa femme, le connaissant bien, lui écrit sur un papier leur nouvelle adresse. À la fin de la journée, il a oublié où il a mis le papier et où il habite. Il se rend donc à son ancienne adresse, et demande à une fillette qui joue dans la rue :

— Tu sais où les Wiener ont déménagé ?

— Oui, papa ! Maman m'a dit de te ramener à la maison.

Une histoire apocryphe ? Pas impossible ! Pourtant, des années plus tard, sa fille m'a certifié que son père l'avait toujours reconnue, mais que le reste de l'anecdote était vrai.

Ce genre d'histoire loufoque nous fait sourire, car nous savons que tant qu'on a toute notre tête (et le professeur, quoique excentrique, avait toute la sienne), rien de tel ne pourrait nous arriver.

En fait, entre les amnésies qui affligent chacun de nous et les absences comiques de Norbert Wiener (qui, ne l'oublions pas, a été le père de la cybernétique), ce n'est qu'une question de degré.

Les spécialistes parlent d'un état de *fugue*, dans lequel une personne amnésique ne remarque pas qu'elle a subi une perte de mémoire – au point d'oublier son propre nom. Dans son livre *À la recherche de la mémoire* (De Boeck), le psychologue Daniel L. Schacter, de l'université de Harvard, décrit le cas d'un soldat traumatisé pendant la Seconde Guerre mondiale. Totalement « ailleurs », il ne savait plus qui il était ni où il allait. Il n'avait même plus conscience de n'avoir plus conscience de rien. Un mois plus tard, et des centaines de kilomètres plus loin, il était revenu à lui, totalement sain de corps et d'esprit.

Cet état de fugue où, parfois, on ignore ce qui nous est arrivé me rappelle l'anecdote suivante : il y a peu de temps, je reçois un coup de téléphone d'une parente qui habite dans un autre État.

— Tu m'as appelée, hier soir ? me lance-t-elle.

— Non, pourquoi cette question ?

— Tu es sûre que tu ne m'as pas téléphoné ? insiste-t-elle avant d'en rire. Quelle question idiote ! Bien sûr, tu t'en souviendrais ! Mais ça semblait si vrai. Nous avons longuement bavardé. Je m'en suis souvenue ce matin en me levant, seulement, comme il y avait un truc bizarre, j'ai demandé à un de mes enfants s'il m'avait entendue te parler. Il m'a dit non, et j'ai songé alors que notre conversation n'avait pas eu lieu. Je l'ai probablement rêvée.

Ce genre d'embrouille entre le réel et l'imaginaire a dû vous arriver, et c'est bien normal.

J'interroge une amie qui possède une mémoire fabuleuse, tellement fabuleuse qu'elle parle sept langues :

— Dis-moi, te souviens-tu parfois d'un événement sans savoir s'il a réellement eu lieu ou si tu l'as rêvé ?

— Bien sûr, comme tout le monde.

Ai-je vraiment rencontré Untel au coin de la rue et bavardé avec lui ? Ou l'ai-je juste imaginé ? Ça paraît réel, et pourtant je n'en suis pas certaine.

Se souvenir est une chose, croire qu'on se souvient en est une autre. Et cela prête à confusion. Ai-je réglé cette facture ou y ai-je seulement pensé ? Ai-je éteint le four ou y ai-je seulement pensé ? Au cours des années, la réponse à cette question a été pour moi un rôti brûlé.

Mon mari affirme qu'il n'a jamais mélangé rêve et réalité. Mais peut-être l'a-t-il oublié. Quand je lui demande s'il a déjà ressenti cette confusion entre acte et pensée, il me répond :

— Évidemment ! Quotidiennement. Ai-je pris mes médicaments ou y ai-je seulement songé ?

Ah, les médicaments ! Vous n'êtes pas les seuls (moi aussi) à vous en inquiéter. (À ce sujet, reportez-vous au chapitre 11, où vous trouverez quelques solutions à ce problème.)

Dans le cas d'une « vraie amnésie », à la suite de lésions au cerveau, la mémoire est perdue car la région du cerveau où elle est généralement stockée ne fonctionne plus. Dans l'amnésie « banale », il y a seulement perte de mémoire par manque de concentration. Parce que, comme les spécialistes ne cessent de l'affirmer, ce qui n'a pas été encodé ne peut être restitué. La mémoire n'en a pas trace.

La « vraie » amnésie est rare, sauf dans les films. Et c'est de la foutaise ! Alors, si vous ne connaissez l'amnésie que par le cinéma, vos idées sur la question sont pittoresques mais fausses.

— Si, dans un film, quelqu'un perd la mémoire suite à un coup sur la tête, ce n'est pas un second coup qui va la lui restituer, souligne le Dr Gordon. Son état restera le même ou empirera.

Pour bien marquer la différence entre un cas clinique d'amnésie et l'amnésie dont nous sommes souvent affligés, je vais vous décrire la « vraie » amnésie. Il en existe deux sortes : appelée *organique*, elle survient lors de dommages au cerveau. L'autre, d'ordre psychologique, est dite *fonctionnelle*. (En réalité, il existe une troisième catégorie, où la personne fait exprès de ne pas se souvenir. En jouant la comédie, elle espère se sortir de situations aussi réelles que désagréables : rembourser des dettes ou un emprunt, échapper à la justice, régler des factures, tondre le gazon... Ou, comme l'a si bien observé le rusé et sage Publilius Syrus, « il est parfois pratique d'oublier qui on est ».)

L'amnésie organique peut provenir d'une blessure à la tête ou d'une attaque, de maladies comme l'encéphalite ou, dans des cas rarissimes, d'une anesthésie ou de l'abus massif d'alcool. Petite parenthèse : dans le cas de l'amnésie « banale », il suffit parfois d'un usage modéré d'alcool. Comme je ne tiens pas la boisson, un martini ou deux verres de vin m'envoient dans un état second. Résultat, le lendemain matin, je ne me souviens plus très bien de mes activités nocturnes !

Selon la région du cerveau atteinte et l'étendue des dégâts, la « vraie » amnésie entraîne différentes sortes de pertes de mémoire. Ses victimes oublient ce qui s'est passé avant l'accident (amnésie rétrograde) ou depuis l'accident (amnésie antérograde), ou encore un mélange des deux. Mais, dans la majorité des cas, le sujet se rappelle qui il est.

Dans le cas de l'amnésie fonctionnelle, causée par un traumatisme psychologique, le sujet oublie au contraire qui il est. Dans *La Maison du docteur Edwardes*, le vieux chef-d'œuvre de Hitchcock, Gregory Peck oublie qui il est et croit qu'il a commis un meurtre. Il se fait passer pour un psychiatre, tombe amoureux d'une vraie psy (Ingrid Bergman), suit un traitement et se rappelle soudain qui il est. Il attrape le véritable assassin et disparaît.

Passionnant, mais bidon sur toute la ligne ! Dans la réalité, la victime d'une amnésie fonctionnelle est un malheureux qui erre dans les rues comme un sans-abri et se présente finalement dans un commissariat de police pour demander de l'aide.

Voici un scénario à ma façon afin de vous aider à retenir les différents cas :

X a eu, il y a dix mois, un accident de voiture où il a été blessé à la tête. Aujourd'hui, en se promenant près de chez lui, il passe devant une pharmacie. Il y a un an, cette pharmacie a été cambriolée alors que X était présent. Un souvenir effrayant. En continuant sa promenade, il rencontre une personne dont il a fait la connaissance la veille à un cocktail.

• Si X souffre d'une amnésie rétrograde, il se souviendra de cette nouvelle connaissance, mais pas du cambriolage.

• En cas d'amnésie antérograde, il se rappellera le cambriolage, mais pas la nouvelle connaissance.

• En cas d'amnésie fonctionnelle, il ne se souviendra de rien : ni du cambriolage, ni de la nouvelle connaissance, ni de qui il est.

• En cas d'amnésie banale, il se rappellera tout, s'arrêtera pour bavarder avec sa nouvelle connaissance et lui racontera le cambriolage. Mais il aura oublié comment il est arrivé jusqu'à la pharmacie.

En plus, et c'est notre lot à tous, il aura oublié le nom de la personne !

Pour les neurologues, l'amnésie fournit une leçon d'anatomie de la mémoire. Grâce à l'imagerie cérébrale, ils réussissent à voir quelles régions du cerveau répondent ou pas aux différents stimulus. Et, donc, quelles régions sont concernées par les différents types de mémoire. (Si les chercheurs disent que les régions du cerveau *s'illuminent* quand elles sont stimulées, c'est loin d'être un feu d'artifice ! Scanner ou IRM révèlent en fait des variations dans les niveaux d'oxygène ou de sang. Quand les réseaux de neurones véhiculent une information à une région donnée du cerveau, le sang afflue pour répondre au supplément d'activité.)

Voici un cas célèbre, bien connu de tous ceux qui étudient la mémoire. Dans les années 50, H. M., souffrant d'attaques répétées, eut une grande partie de l'hippocampe retirée. L'opération réussit, mais il perdit sa mémoire à court terme. Son cas a contribué à une meilleure connaissance du rôle de l'hippocampe.

Au moment où j'écris ces lignes, H. M. est toujours en vie. Si vous le rencontriez, vous auriez avec lui une conversation tout à fait normale, mais dix minutes plus tard il n'en aurait aucun souvenir. En revanche, il sait parfaitement qui il est.

Pour moi, ce type d'amnésie est particulièrement émouvant, car cela me rappelle ce qui est arrivé à feu mon mari, le Dr Hal Lear.

Après un important pontage, Hal s'en était tiré mais sa mémoire à court terme avait disparu. Un an plus tard, en sortant en sa compagnie du Lincoln Center où nous avions assisté à une pièce de théâtre, il s'est arrêté soudain et m'a avoué en pleurant :

— Oh, Martha, qu'est-ce qu'on vient de voir ? Je ne me souviens de rien. De rien du tout !

Si Hal acceptait assez facilement son état physique, ses pertes de mémoire l'affectaient profondément. Pourtant, il n'a jamais oublié qui il était.

— À moins de devenir un légume, dit le Dr Gordon, l'amnésie organique ne vous enlève pas cette compréhension primordiale.

L'amnésie est influencée par le sexe. Si le chercheur qui m'en a parlé a préféré garder l'anonymat (ah, les mouvements féministes !), il m'a affirmé que les femmes étaient les principales victimes de l'amnésie fonctionnelle. Cette dernière survient après certains traumatismes, tels un viol, la perte d'un être cher, un abandon.

Les hommes sont plus fréquemment coupables d'amnésies feintes. Par le passé, c'était souvent pour mettre fin à un mariage. C'était l'époque où les maris désertaient leur foyer. La situation a changé du tout au tout dans les années 70, quand les femmes se sont mises à claquer à leur tour la porte du domicile conjugal. Ce qui m'a amenée à poser cette question :

— Cela veut-il dire que plus de femmes feignent l'amnésie aujourd'hui, alors que plus d'hommes souffrent de véritable amnésie ?

— Je ne crois pas, a répondu mon chercheur. Les amnésies fonctionnelles continuent à être en majorité l'apanage des femmes. Les amnésies feintes se rencontrent plutôt chez les hommes. Mais on ignore encore si elles sont d'ordre neurologique ou social.

Ce qui ne veut pas dire que les femmes ne feignent jamais l'amnésie. Le Dr Gordon m'a raconté le cas d'une femme qui avait disparu pendant deux ans :

— Quand on l'a retrouvée, elle a prétendu ne pas se rappeler qui elle était, ni quand et comment elle avait disparu. Mais, en faisant des recherches, on a découvert dans sa voiture une note où elle donnait des instructions pour s'occuper de son chat.

Bref, le genre d'amnésie qui risque de nous frapper en prenant de l'âge ne tient pas compte du sexe. Pour l'amnésie banale, hommes et femmes sont sur un pied d'égalité. Je connais des maux bien plus tragiques que ces petits oublis.

9

L'imagination au pouvoir : les tromperies de la mémoire

Il y a de quoi être sidéré ! Songez aux milliards de souvenirs stockés dans cet organe de trois livres qu'est le cerveau (il ne représente que deux pour cent du poids du corps) et à notre capacité à récupérer, parmi ces milliards de souvenirs, un événement précis qui s'est produit il y a un jour, un an, dix ans ! Incroyable ! Et pourtant, la mémoire est loin d'être infaillible.

Il y a peu de temps, je passais la soirée avec deux vieilles amies, Molly Haskell, une critique de cinéma, et Betty Rollin, une journaliste de télévision. On se connaît depuis la fac.

Comme souvent désormais, nous parlions de nos maux de dos, en étant toutes trois affligées. Peu à peu, bien entendu, nous avons évoqué l'arthrose, le cholestérol, et naturellement les caprices de la mémoire.

— Vous ne trouvez pas bizarre, ai-je demandé, que nous parlions tout le temps de notre santé ?

— Quand j'étais jeune, a répondu Molly, en entendant ma mère et ses copines évoquer leurs maladies, je me suis juré de ne pas les imiter. Mais je ne me rendais pas compte combien c'est *amusant* !

— J'ai été la première à le remarquer, a lancé Betty.

— Quoi ?

— Oui, c'est exactement ce que j'ai dit, il y a des années, à propos de ma mère et de ses amies.

Qui a été la première ? La question demeure entière et ne sera sans doute jamais résolue.

Imaginer les choses, faire preuve d'un peu d'invention : ça arrive tout le temps. Et de plus en plus avec l'âge, nous le verrons bientôt. Mais d'abord, étudions les tricheurs qui s'attribuent à tort les propos ou les actions d'autrui.

2008 est une année riche en menteurs et en plagiaires. Auparavant, il n'en manquait pas, mais Internet a grandement facilité leur tâche. Les mordus d'informatique peuvent naviguer sur le Web, picorer de-ci, de-là, et signer de leur nom le travail d'autrui. Découverts, ils plaident l'innocence : ils ont oublié de citer leurs sources. « C'est la faute de ma mémoire ! » Fastoche, non ?

Une pratique très fréquente chez les étudiants, comme le montrent des enquêtes récentes. Comment l'expliquer ? À mon avis, il y a eu trop de mensonges émanant du pouvoir pour qu'eux-mêmes respectent la vérité.

En 2006, à Harvard, un incident a causé bien des remous : une étudiante a été couverte de louanges par la critique pour un roman qu'elle venait de publier... jusqu'au jour où on s'est aperçu qu'elle avait pompé des passages entiers d'un livre. Pour sa défense, elle a invoqué une erreur involontaire, causée par sa « mémoire photographique ».

La même année, un type débile s'est inventé un passé rocambolesque en prétendant que c'était l'histoire de sa vie. Son ouvrage a eu un succès retentissant. Invité à l'*Oprah Winfrey Show*, une des émissions de télévision les plus populaires des États-Unis, il a passé un sale quart d'heure quand il a dû avouer qu'il avait tout inventé.

Deux exemples de menteurs, donc : le plagiaire et l'affabulateur. Le plagiaire pille les œuvres d'autrui car il doute de son talent. L'affabulateur ment parce que sa vie ne lui paraît pas suffisamment intéressante.

Il existe, enfin, des plagiaires dont les talents sont indiscutables, mais qui ne peuvent s'empêcher de reproduire ce qui ne leur appartient pas.

Comme Bob Dylan, qui a intégralement recopié les poèmes de Henry Timrod, un obscur poète des années 1860 – sans que Timrod soit mentionné sur la pochette du disque.

Comme deux célèbres historiens, Doris Kearns Goodwin et Stephen Ambrose, accusés voici des années d'avoir fait de larges emprunts à des collègues sans les en remercier. Ils savaient qu'ils risquaient gros s'ils étaient découverts, et pourtant cela ne les a pas dissuadés de le faire. À quoi pensaient-ils donc ?

Bien sûr, et je n'y crois guère, Freud aurait estimé que ces gens-là voulaient, inconsciemment, se faire prendre. Une théorie qui ne tient pas la route. Alors ?

Stephen Ambrose a envoyé promener tous les critiques : « Si l'histoire que je veux écrire a déjà été racontée par un autre, je recopie le passage tel quel et je le signale en note de bas de page. » Une sorte de droit de cuissage !

Doris Goodwin, elle, a présenté ses excuses. Le plagiat serait venu d'une certaine négligence lors de ses recherches. Elle n'aurait pas noté avec suffisamment d'attention l'origine de ses sources. Il faut dire qu'elle avait accumulé neuf cents pages de notes avant de rédiger son livre *Les Fitzgerald et les Kennedy*. Était-elle de bonne foi ?

Pourquoi pas ? Pour ma part, je lui laisse le bénéfice du doute. D'autant qu'il existe une forme de plagiat qui n'est pas intentionnelle et qui a même un nom : la *cryptomnésie*. Elle se définit comme le processus psychique par lequel une personne s'attribue l'idée d'une autre, et se rencontre fréquemment chez certains professionnels. Les paroliers, et surtout les scénaristes, qui travaillent souvent en équipe, ne se souviennent plus qui a écrit quoi et s'attribuent les répliques écrites par un autre.

Je sais comme c'est facile d'être atteint de cryptomnésie ! Je l'ai vécu !

J'avais écrit un article pour le *New York Times* sur le thème des conseillers conjugaux. Un lecteur s'est plaint auprès de la rédaction en chef en m'accusant de plagiat ! Il s'était souvenu d'avoir lu un article similaire, mais ne savait plus où.

Il avait raison : je m'étais plagiée ! J'avais oublié que, vingt ans plus tôt, j'avais exprimé les mêmes idées, dans le même journal, quand les conseillers conjugaux et les sexologues faisaient un malheur… si j'ose m'exprimer ainsi. Il s'était passé *quelque chose* dans mon cerveau tandis que je rédigeais mon second article. Ah, l'inconscient !

Il est possible que ce quelque chose soit l'amorçage de la mémoire dont j'ai déjà parlé. Ainsi, si l'on donne souvent le même puzzle à une victime d'amnésie, elle le reconstituera de plus en plus vite, sans avoir conscience de l'avoir fait auparavant.

Donc, n'est-il pas possible qu'en connaissant de mieux en mieux la « propriété intellectuelle » d'une personne, ses idées, anecdotes, expériences, inventions, blagues, recettes, etc., on se mette à se les approprier en toute bonne foi ?

Dans *À la recherche de la mémoire*, le psychologue Daniel L. Schacter affirme : « Des expériences ont montré que, si l'on répète quelque chose de faux suffisamment de fois, cela deviendra vrai. Ainsi, à force de se remémorer le même souvenir, on est de plus en plus persuadé qu'on se le rappelle d'une façon exacte. »

Avec l'âge, cela devient plus fréquent. Pas seulement en raison des ravages du temps – la mémoire se fait plus floue ou entérine de fausses versions d'un événement –, mais parce que la mémoire épisodique (J'ai entendu cette histoire, mais qui me l'a racontée ?) est celle qui nous fait défaut le plus tôt. Ces blancs ont de quoi vous faire peur, mais heureusement ils sont parfaitement normaux, je le répète.

Ajoutez à cela les mots qui sont « sur le bout de la langue » : vous vous souvenez de l'événement, mais vous ne trouvez plus les termes pour le décrire.

Les souvenirs, comme les rêves, sont affectés par les désirs et peurs inconscients, et sont influencés par une foule de variantes. L'événement tel qu'il a eu lieu est modifié par un long enchaînement :
a) ce que nous pensons est *peut-être* arrivé, puis a été modifié à nouveau par
b) la façon dont nous croyons que les choses *auraient dû* se passer et

c) la façon dont nous *aurions aimé* qu'elles se passent, et finalement

d) par la *crainte* de ce qui est effectivement arrivé.

Ça fait quand même beaucoup ! On comprend que notre pauvre mémoire prenne parfois quelques libertés avec la réalité. Et chaque fois qu'on puise un souvenir dans sa mémoire et qu'il la réintègre ensuite, il risque d'être modifié en chemin. Ce qui arrive avec les souvenirs d'enfance. En réalité, ce qui vous revient à l'esprit n'est alors que la version la plus récente, enfouie au plus profond de la banque de mémoire, et probablement influencée par les souvenirs de vos parents ou de votre famille.

Domna Stanton, une de mes grandes amies, née en Grèce et prof de littérature française, a des réminiscences en Technicolor de son jeune âge :

— Mais j'ignore totalement si ces images correspondent à ce que j'ai vécu ou si je répète des histoires que ma famille n'a cessé de ressasser au cours des années. Je ne suis même pas certaine qu'elles aient existé, bien que je m'en souvienne parfaitement.

La culpabilité déforme également les faits. C'est une ennemie de la vérité. Elle nous amène à faire de savants montages de nos souvenirs pour les rendre plus digestibles. Plus nous vieillissons, plus nous travestissons le passé et moins nous nous l'avouons.

Une psy m'en a fourni deux exemples :

Un de ses patients a quarante-six ans quand son père meurt. Il s'est toujours mal entendu avec ses parents, ne parlait pas à son père depuis des années. Il n'assiste pas à l'enterrement. Sa mère ne le lui pardonne jamais. Lui-même ne se le pardonne jamais. Au fil des années, il modifie ses souvenirs en trois temps. D'abord, il se persuade qu'il a eu toutes les raisons du monde de ne pas assister à l'enterrement. Puis, que son père n'aurait pas voulu qu'il y vienne. Enfin, il se dit qu'il aurait adoré y aller, mais que sa mère l'a prévenu qu'il ne serait pas le bienvenu. Quand il meurt à soixante-huit ans, au même âge que son père et à la même date, il croit toujours aussi fermement à la troisième version des faits.

Autre exemple concernant un autre malade, lui aussi décédé – cette psy ne m'aurait jamais révélé les secrets d'une personne encore en vie : un vieil homme garde un soir son petit-fils, âgé de quatre ans, quand un immeuble voisin prend feu. Curieux de voir l'incendie de plus près, il sort dans la rue et emmène l'enfant avec lui. Tous deux sont témoins d'une scène dramatique lorsque les pompiers évacuent un mort. Pendant des mois, l'enfant fait des cauchemars. Terriblement culpabilisé d'avoir imposé à son petit-fils un tel spectacle et d'avoir été responsable de son traumatisme, le vieil homme réécrit l'histoire, « oubliant » de mentionner que son petit-fils l'a accompagné. Il est sorti brièvement, le temps de s'assurer que l'incendie ne se propageait pas. Sûr et certain de ce qu'il dit, il affirme que l'enfant a imaginé la scène. Il faut les efforts de sa psy pour qu'il accepte de se confronter à la vérité.

À mon avis, si l'on cherche à se tromper soi-même, c'est que l'âge fait ressortir ce qui était ancré en nous. Nos défauts, par exemple. Ainsi, j'ai demandé à la psy :

— Ce grand-père était-il le genre d'homme à avoir toujours été incapable d'admettre qu'il avait commis une erreur ?

— Et comment !

On peut également enjoliver ses souvenirs pour… se faire de nouveaux amis, influencer des gens, être invité à de grandes soirées !

Nous aimons tous raconter de belles histoires. Et comme nous sommes humains et faibles, les histoires nous donnent de plus en plus le beau rôle. Voir la grenouille qui voulait se faire aussi grosse que le bœuf… Au bout d'un certain temps, croit-on vraiment à ces histoires ? Inutile de poser la question : à force de les répéter, on y croit dur comme fer, et on est prêt à en jurer devant tous les juges de la Terre.

Il faut ajouter que la mémoire peut être déformée par le pouvoir de suggestion, ce qui, à soi seul, mériterait un livre. Contentons-nous de nous rappeler les années 90 où tant d'enfants entrant au primaire ont été persuadés d'avoir été victimes de sévices sexuels à la maternelle. Suivit une vague de jeunes femmes qui, ayant « recouvré la mémoire », déclarèrent qu'elles avaient été violées par leur père dans leur enfance. Une véritable épidémie. Et puis, pfft ! on n'en a plus entendu parler. Où ont-elles disparu ?

Bien des psychiatres et des experts cognitifs ne croient pas au concept freudien de la mémoire réprimée, si chère aux producteurs de Hollywood. Le débat a fait rage dans ces années 90, s'est calmé ensuite pour reprendre avec le scandale des prêtres catholiques pédophiles. Pour ces spécialistes, la mémoire n'est pas réprimée, mais mise en veilleuse dans les profondeurs du cerveau pendant parfois des décennies, jusqu'au jour où une étincelle la fait rejaillir.

La liste ne serait pas complète si l'on n'évoquait l'orgueil et l'ego – la carapace de protection que forme l'ego.

Exemple : Un couple se marie. C'est le bonheur. Vous vous dites : voici un mariage qui va durer toujours. Cinq ans plus tard, divorce ! Vous vous dites (peut-être pas vous, mais moi) : j'ai toujours pensé que ça ne durerait pas !

Et vous le croyez. Et si une amie qui n'est pas vraiment une amie vous le rappelle : « Tu te souviens quand tu disais que ça durerait toujours ? », vous lui répliquez : « Moi ? Non, j'ai jamais dit ça ! »

Ici, ni l'âge ni l'époque ne sont en cause. Mais le besoin d'avoir raison influence la façon dont on se souvient et dont on oublie. Les deux phrases magiques de l'ego à tous crins : « Je n'ai jamais dit ça ! » et « Je l'ai toujours su ! »

Dans son livre *L'Année de la pensée magique,* Joan Didion raconte l'exercice de haute voltige auquel elle devait se livrer pour persuader, sans le froisser, un médecin récalcitrant d'essayer un traitement sur sa fille, gravement malade :

« Je savais quand j'avais obtenu gain de cause. Il suffisait que le médecin à qui j'avais fait une ou deux suggestions se les approprie dès le lendemain. »

Ce médecin s'était-il convaincu lui-même qu'il mettait en œuvre ses propres idées ? Impossible de le savoir. D'autant que la profession médicale, plus que toute autre, ressent le besoin d'avoir toujours raison.

Un architecte de mes amis qui vivait et travaillait dans une station de sports d'hiver se souvient avec une certaine indignation d'un couple célèbre et très comme il faut qui lui avait demandé de lui construire un chalet :

— Une petite annonce proposait de vieilles poutres provenant de granges anglaises du XVIIIe siècle. J'ai eu l'idée de les utiliser pour l'extérieur du chalet. Mes clients ont été ravis. Moi aussi, car elles étaient d'un superbe effet. Un an plus tard, au cours d'un dîner au restaurant, ils m'ont répété combien ils aimaient le chalet. À ce moment-là, la femme a sorti cette phrase inouïe : « Dieu merci, j'ai eu l'idée géniale d'utiliser ces poutres ! » J'en suis resté comme deux ronds de flan ! Elle ne pouvait quand même pas croire ce qu'elle disait ?

Peut-être que si. Je n'en suis pas sûre, mais c'est possible. Et comme le temps passe et que les poutres continuent à prendre de l'âge, elle doit en être de plus en plus convaincue.

L'oubli est souvent une affaire de tactique. Qu'il soit conscient ou inconscient, il est toujours délibéré. Et parfois difficile à déceler – c'est une telle embrouille psychologique !

J'ai été témoin de la rupture entre deux amies de longue date, et que je connaissais toutes deux depuis longtemps. À cause d'un problème d'argent. Appelons-les Jane et Mary. Jane a eu besoin d'argent et Mary lui en a prêté. C'était une somme modeste, mais quand même. Un prêt est un prêt. Les mois ont passé, et pas la moindre lueur de remboursement à l'horizon. Jane s'est acheté un ordinateur sans évoquer sa dette. Puis elle est partie en voyage aux Galapagos, toujours sans verser un penny à Mary, qui a commencé à la trouver mauvaise.

« Quand on vous affirme que ce n'est pas une affaire d'argent, vous savez bien que c'est tout le contraire. » Ce genre de réflexion est juste dans la majorité des cas. Pas dans celui-là. Mary a eu le sentiment d'avoir été utilisée – et ça lui a laissé comme un mauvais goût dans la bouche.

— Je m'étais promis, m'a-t-elle confié, de rester digne et de ne jamais aborder le sujet. Mais je n'ai pas pu m'en empêcher. Jane m'a simplement dit : « J'avais oublié. » Deux jours plus tard, j'ai reçu son chèque, mais ç'a été la fin de notre amitié.

Jane a-t-elle oublié ? *Vraiment ?* Ou bien a-t-elle pensé qu'elle avait droit à cet argent : j'en ai besoin, tu peux t'en passer, alors tu n'as aucun droit d'exiger que je te le rende !

Impossible de le savoir. Ce qui est sûr, c'est qu'à un certain niveau, extrêmement trouble, son comportement a été une tactique.

Parfois, la tactique est totalement consciente. Exemple : les gens qui ne vous reconnaissent jamais, même s'ils vous ont vu cent fois. Je connais une actrice, pas une star mais une excellente comédienne, qui voit rouge dès qu'on parle devant elle d'une autre actrice (plus célèbre mais moins douée).

— Elle est bidon, me déclare-t-elle. Je l'ai rencontrée à des tas d'occasions, et chaque fois c'est le même cirque. Elle me dit bonjour du bout des doigts comme si elle me voyait pour la première fois. J'ai envie de lui dire : vous savez bien qu'on s'est croisées mille fois, mais c'est peut-être l'âge qui vous embrouille la mémoire !

— Qui t'en empêche ?

— J'ai peur de ce qu'elle va me répondre, lâche-t-elle en haussant les épaules.

— Comme quoi ?

— Comme : vous n'avez pas une tête dont on se souvient.

L'attaque étant la meilleure des défenses, voici un truc qu'utilise une de mes amies. Elle se précipite vers la femme qui fait semblant de ne jamais la reconnaître et lui lance un grand « Bonjour Peggy ! » – alors qu'elle sait pertinemment que son nom est Juliet !

Il nous arrive à tous de jouer (bien involontairement) des tours à notre mémoire. On oublie de passer un coup de fil obligatoire, d'écrire un mot de condoléances, de faire une course désagréable. Vous promettez à contrecœur de rendre un service, mais vous oubliez toujours. Contraint et forcé, vous acceptez une invitation à dîner et vous omettez de vous y rendre (surtout si on vous a laissé le choix de la date !).

— Ça arrive tout le temps, confirme la psychologue Margaret Sewell. Une de mes patientes a oublié de venir à une séance pour me punir d'avoir changé un rendez-vous antérieur. Elle n'en était pas consciente. Elle aurait pu se dire : qu'elle aille se faire voir. Je n'en ai rien à cirer. Après tout, c'est elle la fautive ! Mais quand je l'ai appelée, elle m'a répondu : « Mon Dieu ! Un rendez-vous ? Je suis terriblement désolée… » Incapable de se fâcher avec les gens, elle n'a pas pu m'affronter en me déclarant : « J'étais en pétard contre vous ! »

» L'oubli, poursuit Margaret Sewell, peut être un événement bénin et pourtant chargé de pensées négatives. Vous oubliez de souhaiter l'anniversaire de quelqu'un parce qu'il vous a déçu, ou parce que lui a oublié le vôtre… des raisons qui vous ont blessé.

J'ai connu les deux : oublier et être oubliée. Ce qui m'amène directement (si ma mémoire est fidèle) au pire trou de mémoire de ma vie. Aujourd'hui, vingt ans plus tard, j'en ai encore des frissons lorsque je l'évoque.

Je devais donner un grand dîner pour l'anniversaire du regretté Sey Chassler, l'éditeur du magazine *Redbook*, un grand ami et un homme pour lequel j'avais beaucoup écrit au fil des ans. C'était un chiffre important – j'ai oublié lequel ! Avec ses amis, nous avons concocté une liste de douze invités.

Voilà le grand soir. Les invités sont arrivés.

Hélas ! Moi, l'organisatrice et maîtresse de maison, je n'étais pas là pour les recevoir !

D'après ce que j'avais noté dans mon agenda, la fête devait avoir lieu la semaine suivante.

En rentrant, j'ai trouvé un mot accroché à ma boîte aux lettres : *« Nous sommes venus. Pas toi ? »*

Suivaient onze signatures.

J'aurais pu me faire hara-kiri.

Quand tout ce petit monde en a eu assez de piétiner dans le hall de mon immeuble, Sey Chassler, dans sa grande bonté, l'a emmené chez un chinois pour se restaurer enfin. Le principal intéressé m'a gentiment pardonné. Mais moi, jamais. Et je n'ai jamais compris. C'était une fête que j'étais ravie de donner pour cet ami que j'adorais. Comment ai-je pu tout faire foirer, je ne le saurai jamais – et je n'ai pas envie de le savoir.

À moins que, pour une fois, la raison de l'oubli n'ait été toute bête : une erreur dans un agenda, ça existe ! Ce qui montrerait que, parmi tous les trucages de la mémoire, on ne doit pas mettre du Freud partout.

Ainsi, la mère de mon défunt mari était dans une maison de convalescence après une attaque. À la fin de chacune de nos visites, Hal lui demandait ce qui lui ferait plaisir. Un jour, elle nous a réclamé sa robe de mariée !

— Ta quoi ?

— Je veux ma robe de mariée ! Ça te pose un problème ?

En sortant, Hal était consterné :

— Je pense que c'est la fin.

Mais pas du tout. La mémoire de sa mère fonctionnait à merveille. Simplement, une autre malade allait fêter son anniversaire la semaine suivante, et ma belle-mère voulait porter pour l'occasion sa robe de mariée – en fait, la robe qu'elle mettait toujours pour assister aux réceptions de mariage.

Cette anecdote m'a servi de leçon une fois pour toutes : en matière de mémoire, il est dangereux de tirer des conclusions hâtives.

10

Aïe ! Ça me fait mal de me souvenir

J'ai de l'arthrite dans la main et le poignet gauches. Je n'ai pas mal tout le temps, mais quand ça me prend, je souffre le martyre.

Lorsque je n'ai pas mal, je suis incapable de me souvenir de ma douleur. Mais je peux la décrire, car ma jointure enflée en témoigne. Je peux dire : « J'ai l'impression qu'on m'enfonce un clou dans la chair » ou encore : « C'est comme si on me tordait le poignet. » Cependant, si j'arrive à parler de mes sensations, je ne parviens pas à retrouver ce que j'éprouve quand la douleur est à son comble.

De même, impossible de revivre avec précision une vilaine rage de dents, ou la douleur causée par une tumeur fibreuse dans le ventre qui me pliait en deux. Et c'est tant mieux !

Bref, nous sommes incapables de nous souvenir de nos douleurs physiques. Et pas davantage de nos plaisirs, d'ailleurs. Essayez de vous rappeler avec précision un orgasme ! Rien à faire – et c'est tant mieux, sinon personne n'irait travailler. Dame Nature a veillé au grain.

— Il n'y a pas de mémoire littérale de la douleur, dit le Dr Relkin. On se souvient d'avoir eu mal. Mais si on essaie de ressusciter la douleur d'un abcès dentaire ou de l'accouchement, on échoue. La douleur physique ne s'ancre pas d'une façon précise dans la mémoire.

Bizarre, non ? Comme il est également étrange de revivre facilement la douleur émotionnelle. Remords, humiliation, rejet, échec, chagrin : tout cela, on se le rappelle avec précision. Je ne parle pas ici d'un vague souvenir, mais de la faculté de revivre une émotion dans sa totalité – surtout le chagrin. Parmi tous les tours de passe-passe que peut faire la mémoire, en voici un particulièrement frappant. Des mois, des années, des décennies après la mort d'un être cher, un visage aperçu dans la rue, une odeur, un air de musique vous évoquera le défunt, et une vague de chagrin vous submergera comme au jour de sa disparition. Il n'en faut pas beaucoup pour déclencher le processus.

Une histoire personnelle illustrera mon propos. Elle commence mal mais finit bien. Une fois encore, il est question de mon défunt mari, Harold Lear, dont j'ai décrit la maladie et la mort dans un livre intitulé *Heartsounds*. Bien sûr, on a tendance à idéaliser nos chers disparus et à noircir nos ex. Vous avez sûrement remarqué comme les ex-femmes sont toutes des garces, les ex-maris des salauds et les époux décédés des saints ! Mais Hal était réellement un type merveilleux que j'ai adoré, et sa mort, à cinquante-huit ans, a été le pire drame de ma vie. Il m'a fallu longtemps, très longtemps, pour m'en remettre.

Un jour, trois ans après sa disparition, alors que je marchais dans la rue, j'ai soudain vu le profil d'un homme qui ressemblait à Hal, et qui avait sa démarche. *Vlan !* J'ai dû faire appel à toute ma volonté pour ne pas traverser la chaussée et le tirer par la manche. (Cette pulsion est parfois difficile à maîtriser. Une de mes amies m'a raconté récemment une expérience semblable : elle a croisé un jeune homme dans la rue qui était le sosie de son frère, mort au Vietnam à dix-neuf ans. Elle l'a rattrapé et agrippé pour pleurer sur son épaule. « Tu imagines ? m'a-t-elle dit, il y avait quarante ans qu'il était mort ! » Je n'ai eu aucune difficulté à me mettre dans sa peau. Comme tous ceux qui ont perdu un proche.

Revenons à mon veuvage. Des amis m'ont conviée à un petit dîner. Parmi les invités, un type séduisant qui ne semblait pas accompagné. J'ai pensé que mes hôtes avaient organisé une « rencontre », mais il n'en était rien. Le maître de maison m'a prise à part pour me dire qu'il l'avait invité pour lui changer les idées. Depuis la mort récente de sa femme, cet homme était une vraie loque. En entendant le mot *récent*, j'ai pensé : le pauvre, je me rappelle ce que j'ai enduré.

À table, la conversation a été animée jusqu'à ce que quelqu'un lui demande quand sa femme était morte. Dans le silence général, il a répondu : « Il y a huit mois ! »

Et vlan ! La mémoire fait de nous des machines à remonter le temps. En entendant : « Il y a huit mois », je me suis souvenue de mon état émotionnel huit mois après la mort de mon mari. J'ai ressenti exactement le même chagrin, je me suis retrouvée transportée à ce moment-là. À la surprise de tous les convives, je me suis mise à pleurer – non pas discrètement, mais à gros sanglots – et j'ai dû aller me réfugier dans une autre pièce.

« Mon » veuf m'a suivie. J'ai été étonnée (et je le suis toujours) que cet homme, au milieu de sa souffrance, soit venu me consoler. Mais le deuil et le chagrin créent des liens profonds. Nous n'avons pas eu à échanger les banalités des gens qui font connaissance. Très vite, nous sommes devenus amis, puis un peu plus que ça, ensuite nous avons emménagé ensemble, et finalement nous nous sommes mariés.

Rien de tout ça n'aurait eu lieu, j'en suis persuadée, sans cette petite phrase : « Il y a huit mois », qui a ravivé dans ma mémoire une peine intense. Ne m'épargnant aucun détail de cette peine.

Alors, pourquoi ne se souvient-on pas avec la même précision d'une rage de dents ?

Dame Nature a la réponse. Les spécialistes que j'ai interrogés sont d'accord avec Darwin. Il existe une raison. Les différences mnésiques ne sont pas dues au hasard : elles ont profité de l'évolution.

Dans les années 80, je tenais une rubrique intitulée « Corps et esprit » dans le *New York Times Magazine*. Un de mes articles s'est appelé « Les desseins de la nature ». Il y a été question de la façon dont la nature s'équilibrait, nous faisant subir aujourd'hui les conséquences d'actes dictés par l'évolution dans des temps immémoriaux.

Un exemple parmi d'autres : curieusement, et c'est un fait médicalement établi, la grande majorité des crises cardiaques ont lieu le matin. Pourquoi ? Voici la théorie du cardiologue Louis Teichholz :

— Songez à l'homme préhistorique. À quelle heure partait-il pour la chasse ? Sans doute le matin, dès son réveil. En termes téléologiques (la téléologie considère le monde comme un système de rapports entre moyens et fins), il avait besoin d'un apport important d'adrénaline pour être en superforme. Et on sait que l'adrénaline rend le sang plus épais, plus gluant, plus coagulant. Son sang *voulait* être plus épais le matin, au cas où l'homme serait mordu par un animal ou tailladé par une pierre. Cela lui éviterait de saigner à mort. Ce qui explique que notre taux d'adrénaline est plus élevé le matin, et, partant, le risque de crise cardiaque à ce moment de la journée. En termes téléologiques, bien sûr !

Dans la même page que ma rubrique, le Dr George F. Cahill, spécialiste du métabolisme, offrait une explication, elle aussi téléologique, des maladies auto-immunes comme le diabète de type I, la sclérose en plaques ou la myasthénie grave, qui sont particulièrement fréquentes en Europe du Nord.

— Il y a quatre mille ans, quand des vagues de populations venues du Proche-Orient ont traversé l'Europe du Nord, les hommes et les femmes ont lutté contre le froid en se serrant les uns contre les autres. Ils ont développé des maladies hautement contagieuses telles que la tuberculose et la syphilis. Résultat ? Un système immunitaire plus puissant a survécu au temps. La force de ce système a causé des réactions auto-immunes, et donc la présence importante de maladies auto-immunes en Europe du Nord.

Le Dr Cahill avait également une explication pour le petit bedon de l'après-cinquantaine :

— Dans les temps reculés, quand l'espérance de vie était courte, il était sans doute utile de sélectionner un certain nombre de vieux et de les engraisser pour qu'ils vivent plus longtemps. Après tout, l'écriture n'existant pas, la connaissance n'était transmise qu'oralement. Les populations devaient se fier à la mémoire. Il était donc utile d'avoir quelques vieux bien grassouillets se rappelant l'emplacement des points d'eau. Cela expliquerait que nous perdions notre système de régulation calorique avec l'âge.

J'adore ce genre de supputations. Et comme il est impossible de prouver qu'elles sont vraies ou fausses, le Dr Jeffrey S. Flier, spécialiste du diabète et du métabolisme, propose une autre théorie pour expliquer nos chères bedaines :

— L'homme préhistorique, vivant de chasse et de cueillette, perdait de son utilité en vieillissant. Il subsistait en se nourrissant des restes. Parfois, il devait attendre longtemps. Il était donc normal que son métabolisme s'adapte à la situation et lui permette d'emmagasiner une plus grande réserve calorique… Aujourd'hui, les gens aimeraient avoir un métabolisme qui, malgré l'absorption de grandes quantités de nourriture riche, les aiderait à rester minces. Inutile de dire que le métabolisme contemporain n'aurait servi à rien à l'homme des cavernes.

» Ces gens auraient été les premiers à mourir en cas de famine. En revanche, les gens qui s'obstinent à jeûner et ne cessent de se plaindre en disant : “Même en mangeant à peine, je grossis”, ceux-là seraient avantagés. Les gènes qui survivent trouvent un *certain équilibre* en s'adaptant. Après une période de privation, les gènes au métabolisme déficient seraient perdus, alors que les gènes au métabolisme frugal survivraient.

Revenons-en maintenant à la douleur émotionnelle qu'il est si difficile d'oublier, alors que la douleur physique est si difficile à garder en mémoire. Quel serait l'avantage d'un certain équilibre ?

Eh bien, dans l'ensemble, nous pouvons continuer à vivre d'une façon responsable même en souffrant émotionnellement. En apercevant un ancien patron qui vous a humilié, un ancien ami qui vous a trahi, vous ressentez une vieille rage impuissante. Vous regardez un drame à la télévision où l'on voit la mort d'une mère, et vous revivez la souffrance que vous avez éprouvée à la disparition de votre propre mère, comme si c'était hier. Pourtant, vous réussissez à vous ressaisir et à vous occuper de votre famille ; à aller travailler, préparer les repas, payer les factures, bref, à accomplir ce qui doit être accompli.

Imaginons maintenant qu'une petite crampe vous rappelle une affreuse douleur postopératoire. Ou que, en voyant quelqu'un avec un bras en écharpe, vous vous mettiez à pleurer en songeant à une fracture que vous vous êtes faite il y a longtemps…

Revenons à l'exemple du Dr Teichholz : si, chaque fois que son homme des cavernes prenait sa massue pour aller chasser, il s'était souvenu des nombreuses occasions où des bêtes sauvages l'avaient mordu, aurait-il continué à chasser ? Ou aurait-il déclaré : « Désolé, mais aujourd'hui je reste au coin du feu » ?

Si nous revivions nos grandes douleurs physiques, nous serions vite paralysés. La société cesserait de fonctionner normalement. Et les affres de l'accouchement ? Elles mèneraient tout droit à la dépopulation, et peut-être à l'extinction de l'espèce.

— Si les femmes se souvenaient comme elles souffrent en accouchant, elles ne feraient plus d'enfants, dit le Dr Yaakov Stern.

Heureusement, elles ne s'en souviennent pas. Dame Nature n'est pas folle. En termes téléologiques, s'entend.

11

Le syndrome du carabin : c'est sûrement Alzheimer !

Pour vous expliquer d'une façon claire ce qu'est le syndrome du carabin, je préfère vous parler de ma conversation avec Jessica Hoover, une étudiante en première année de médecine.

— Je m'en souviens parfaitement, dit Jessica, alors âgée de vingt-trois ans. J'assistais à un cours magistral sur la peau. On nous a projeté des gros plans de peau saine et de peau malade. Soudain, j'ai eu sous les yeux un morceau d'épiderme couvert de boutons bruns et d'une lésion rose. Tout d'un coup, j'ai pensé : j'ai été maître nageur pendant des années et j'ai des grains de beauté sur la poitrine. Mon Dieu, mais c'est mon cas !

» J'ai téléphoné à ma mère, qui est médecin légiste, et je lui ai lancé : "Maman, je crois que j'ai un mélanome !" Elle a sifflé entre ses dents comme pour me dire : "Voilà qu'elle recommence !" et elle m'a affirmé : "Mais non, tu n'as pas de mélanome. Pendant tes études de médecine, tu vas croire que tu as attrapé toutes les maladies dont on te parlera. Tu auras des maux de tête quand il sera question de tumeurs au cerveau, des palpitations quand tu étudieras les troubles cardiaques. Et la colique et des brûlures d'estomac quand tu en seras au chapitre de la digestion."

C'est ça, le syndrome du carabin !

J'ai demandé au neurologue Barry Gordon, un des professeurs de Jessica, s'il avait souffert de ce syndrome.

— Bien sûr. Ça peut commencer avec un grain de beauté : s'est-il modifié ? Qu'est-ce que c'est ?... Les étudiants ne sont pas les seuls atteints. Pendant mon internat, je faisais beaucoup de pompes, et les gros orteils en souffrent. J'ai développé une tache noire et cru que c'était un mélanome. J'ai consulté une dermato qui m'a assuré : « Ce n'est rien. » Et moi de rétorquer : « Comment pouvez-vous en être sûre ? — Bon, a-t-elle répondu, si je ne peux pas vous convaincre, on va vous couper l'orteil ! » J'ai insisté pour avoir une biopsie, et bien sûr elle s'est révélée négative.

Ne croyez pas que je sois follement intéressée par le syndrome du mélanome ; simplement, de là au syndrome : « C'est sûrement Alzheimer ! », il n'y a qu'un pas.

Je ne connais personne qui, après la cinquantaine, n'ait pas au moins une fois annoncé avec un rire contraint : « Je ne me souviens de rien, c'est sûrement Alzheimer ! »

Réflexe automatique. Vous avez :

• Oublié vos lunettes (clés, portefeuille, parapluie...) ? « C'est sûrement Alzheimer ! »

• Oublié de rappeler quelqu'un, de payer une facture, d'apporter des vêtements au pressing ? « C'est sûrement Alzheimer ! »

• Oublié d'aller à un déjeuner ? « C'est sûrement Alzheimer ! »

— Je n'y crois pas à cent pour cent, avoue une amie, mais je le dis quand même. On le dit tous et toutes, et pourtant on sait pertinemment qu'on n'a pas *tous* Alzheimer. Mais quand je pense à ce que j'ai à faire, et que trois secondes plus tard je ne m'en souviens plus, ça me rend dingue. Voilà pourquoi les pertes de mémoire sont aussi désagréables : on s'en veut tout le temps.

— Mais ça te fait rire ! Pourquoi ?

Elle réfléchit un moment.

— Une façon de montrer que je suis à la fois gênée et soulagée, car tous les gens à qui j'en parle se plaignent eux aussi. Ça serait terrible si j'étais la seule. Mais c'est drôle que nous soyons tous et toutes dans le même bateau.

Je reçois un e-mail : *« Je ne sais plus si je t'ai envoyé une confirmation ! Alors à ce soir, 7 h 30. »*

Il provient de Letty Cottin Pogrebin, écrivain engagée dans mille causes, qui se trouve être une des femmes les plus occupées que je connaisse. Jusqu'à maintenant, elle n'avait pas besoin d'envoyer des pense-bêtes ! Bienvenue à bord !

Lors d'un dîner, je suis assise à côté d'un des directeurs d'une importante chaîne de librairies. Il me parle du livre qu'il lit.

— C'est l'histoire des notices nécrologiques. Ça peut paraître barbant, mais c'est passionnant et même très amusant.

— Quel est le titre ?

— Je ne me rappelle pas.

Comme on vient de faire connaissance, je ne m'attends pas à de grandes confidences. Il ajoute pourtant :

— J'ai cinquante-sept ans, voyez-vous. Je fais partie des baby-boomers. Et je n'arrête pas de me faire un sang d'encre à cause de mes pertes de mémoire. Demain, je risque d'avoir oublié votre nom. Je vous parle de ce livre et je ne me rappelle pas son titre. Avec mes amis, on ne cesse d'en plaisanter. Ça nous arrive à tous et on préfère en rire plutôt que de se laisser aller à la peur. « Ai-je la maladie d'Alzheimer ? Est-ce que je dois m'inquiéter ? » En fait, est-ce grave ou est-ce normal ? Voilà ce que je veux savoir. Parce que si c'est normal, je n'aurai plus à m'inquiéter.

Il a l'air inquiet. Et ça lui va bien. J'ai envie de le prendre dans mes bras et de le rassurer comme un enfant qui part pour l'école : « Allez, mon poussin, c'est normal ! »

Tous les spécialistes de la mémoire peuvent vous raconter en détail les affres des supermanagers qui arrivent à la consultation en tremblant et leur demandent : « Docteur, est-ce que j'ai Alzheimer ? »

La psychiatre Gayatri Devi les appelle les « superangoissés ».

Il y a quelques décennies, l'angoisse du jour s'appelait crise cardiaque pour les hommes et cancer du sein pour les femmes. Aujourd'hui, l'ennemi public n° 1 est devenu Alzheimer, avec un grand A.

— De nombreux avocats viennent nous consulter, explique Yaakov Stern. Ils sont inquiets. Ils nous disent : « Je dois tout noter. Alors que je me souvenais par cœur de soixante dossiers, maintenant il me faut compulser mes notes. — Mais vous n'avez aucun mal à préparer un dossier ou une plaidoirie ? je leur demande. — Non, aucun. — Rassurez-vous, alors. On se plaint tous de notre mémoire, moi le premier, et j'ai cinquante ans. L'important, c'est de déterminer à quel point cela vous empêche de faire ce que vous avez toujours fait. Nous avons des blancs parce que nous avons trop de choses en tête, parce que notre mémoire se détériore avec l'âge et n'est plus aussi fiable qu'à vingt ans. Mais si cela ne trouble pas votre vie, n'intervient pas dans votre travail, ne vous oblige pas à changer votre rythme, vous pouvez vous détendre : vous êtes du bon côté de la frontière. »

Les changements qui ont lieu dans le cerveau et affectent notre mémoire débutent bien avant qu'on s'en aperçoive. Ils sont bien différents de ceux qui se produisent chez les personnes atteintes d'Alzheimer. Cette différence est essentielle. Malheureusement, la majorité d'entre nous ne le savent pas ou oublient d'en tenir compte.

Un exemple : les lobes frontaux, essentiels pour la mémoire épisodique, perdent leur rapidité et leurs capacités vers la cinquantaine. Première région du cerveau à se modifier, ils n'ont plus la même précision et nous laissent en suspens – ce dont on se plaint sans arrêt : « Quelqu'un m'a raconté cette histoire, mais je ne sais plus qui ! » ou encore : « J'ai lu ça quelque part, mais j'ai oublié où ! »

Ces oublis fastidieux sont classiques et généraux, mais on ne les perçoit pas comme normaux. On en fait toute une montagne. Pour nous, ils annoncent le grand A.

Selon de nombreux spécialistes, ces blancs ne seraient pas même des pertes de mémoire, mais de simples ralentissements, comme l'a souligné la psychiatre Margaret Sewell au chapitre 2 :

« Apprendre l'italien à quatre-vingt-dix ans, pourquoi pas ? Il vous faudra y consacrer plus de temps, mais si vous êtes en bonne santé, vous réussirez. »

Comme tous les autres spécialistes de la mémoire que j'ai rencontrés, elle a insisté sur un point précis : nous acceptons que notre corps ralentisse avec l'âge, mais pas notre esprit.

— La vitesse change, précise le Dr Gordon. On ne voit pas de boxeurs de plus de cinquante ans, ils ne sont plus assez rapides. *La lenteur est souvent confondue avec la perte de mémoire.* On rencontre des gens de quarante ou cinquante ans qui ont peur de devenir gagas alors qu'ils sont parfaitement sains.

Une peur qui vous met sur la défensive et vous incite à vous protéger en utilisant diverses stratégies. On recourt à la plaisanterie : « Je ne me souviens même plus de mon propre nom ! » Ou encore on prend la tangente : si la conversation vient sur un nom ou un événement que l'on a oublié, on change de sujet. Enfin, l'attaque étant la meilleure défense, on s'empresse d'accuser l'autre. Une méthode, comme on le sait, très conjugale :

— Pourquoi tu ne m'as pas dit qu'on m'avait appelée ?

— Je te l'ai dit !

— Jamais de la vie !

— Si, hier soir. Tu ne t'en souviens plus.

— Tu ne m'as jamais rien dit.

Bien sûr, quand les problèmes de mémoire s'aggravent, on cesse d'en parler ou on se fait plus discret. Les stratégies défensives des superangoissés sont différentes de celles qu'utilisent les personnes qui ont vraiment de quoi se faire du souci, nous le verrons plus loin.

Aucune recherche scientifique sérieuse n'a encore établi que les suppléments nutritionnels – vitamines ou tisanes – ralentissaient les pertes de mémoire. Pourtant, je connais pas mal de gens qui les utilisent en jurant de leur efficacité. Personnellement, je me range du côté de Frank Sinatra, qui a dit – ou aurait dit – qu'il était favorable à tout ce qui lui permettait de survivre jusqu'au lendemain. Du moment que ça ne fait de mal à personne.

Parlons donc du tabac et de l'alcool. Les gros consommateurs prétendent qu'ils ne peuvent raisonner sans leur poison favori. Mais il existe autant de repentis qui ne pourraient penser s'ils s'adonnaient encore à leur vice favori. Un ex-fumeur m'a raconté – en m'enlevant les mots de la bouche :

— Il fut un temps où j'étais incapable de réfléchir sans mes cigarettes, et je ne pouvais imaginer qu'il en serait un jour autrement. Aujourd'hui ? L'odeur de la fumée, qui m'aidait à m'éclaircir l'esprit, l'obscurcit.

Les fabricants de ces « accélérateurs de mémoire » conseillent aux usagers de suppléments nutritionnels d'utiliser parallèlement la mnémotechnie ! Juste pour être sûrs ! Ce qui me fait mourir de rire et me rappelle un article que j'avais écrit en pleine vogue des régimes pour maigrir. Un de ces régimes (sans doute le plus fou de tous) préconisait une injection quotidienne et hors de prix d'une hormone gonadotrope. C'était, paraît-il, une distillation d'urine de brebis enceinte ou un truc de ce genre qui vous garantissait de perdre des kilos et des kilos.

En passant, sans insister du tout, on vous conseillait de faire un régime à cinq cents calories par jour... L'équivalent de trois feuilles de laitue ! À ce train-là, on ne pouvait que maigrir, bien sûr !

Pour le psychologue Daniel L. Schacter, ces suppléments ont autant d'effet d'« alerte » qu'une tasse de café. Plus utiles (et plus économiques) sont les méthodes mnémotechniques qui fonctionnent comme la mémoire, par associations. Voici quelques trucs que mes copines ou moi avons expérimentés. Ils ne vous sont peut-être pas inconnus. Sinon, essayez-les.

• Vous oubliez sans cesse vos clés (lunettes, portefeuille, etc.) ?

Il suffit de les mettre toujours au même endroit. Clouez un crochet près de la porte d'entrée, vous y suspendrez toujours vos clés. Et associez clés et crochet.

Ça paraît tellement évident ! Les spécialistes affirment que perdre ses clés est le lot commun de tous les superangoissés. Comme s'ils *voulaient* perdre leurs clés afin de pouvoir continuer à se plaindre de leurs pertes de mémoire. Une sorte d'orgueil mal placé, équivalant à se vanter d'avoir les plus fortes migraines ou la plus longue cicatrice.

• Vous oubliez de prendre vos médicaments ? Vous n'êtes pas les seuls.

La mémoire prospective est en cause – qui, comme je l'ai dit, fonctionne selon deux critères : le temps (je dois me souvenir de prendre mes médicaments au petit déjeuner et au dîner) et l'action (je dois prendre mes médicaments en mangeant). Comme il est plus difficile de se rappeler le critère temps, je vous conseille de lier les deux critères. Ainsi, si je dois prendre une pilule de calcium une fois par semaine, je place la boîte de médicament près de la chaise longue où je m'installe le dimanche pour faire mes mots croisés. Le tour est joué !

• Vous oubliez d'éteindre le four ?

Ayant calciné un certain nombre de plats, je pose désormais un réveil sur mon bureau lorsque je travaille pendant que le dîner cuit (je n'ai pas la chance d'avoir une cuisinière moderne qui sonne le tocsin). Sachant que, grâce à mon réveil, il n'arrivera plus de catastrophe, je peux me concentrer sur mes écrits en cours.

• Vous avez fermé à clé votre porte d'entrée ou vous avez oublié ? (Fermé les fenêtres, éteint les lumières, donné à manger au chien ou non ?)

Essayez les associations visuelles et utilisez vos cinq sens : regardez-vous fermer la porte, sentez que vous la tirez et que vous introduisez la clé dans la serrure. Écoutez le déclic du pêne. Cet exercice aiguisera votre mémoire.

• Vous avez oublié ce que vous êtes allé faire dans la cuisine (ou dans la chambre, le bureau d'un collègue…) ?

Si rebrousser chemin ne vous aide pas, relaxez-vous. Ne vous creusez pas les méninges. Cela peut revenir tout seul. En tout cas, inutile de trépigner en vous arrachant les cheveux.

On ne peut pas forcer sa mémoire. C'est le message du Dr Relkin :

— En faisant un gros effort pour tenter de vous rappeler une chose, vous augmentez votre angoisse, et cela déclenche dans votre cerveau une série de réactions qui bloquent votre mémoire. Voilà pourquoi vous vous en souviendrez alors que vous n'y pensez plus. Quand le surplus d'adrénaline cesse de circuler et que l'angoisse a diminué, l'esprit se détend, les associations d'idées se font plus facilement. Résultat : ce que vous cherchiez vous revient.

• Vous avez du mal avec les numéros de téléphone ?

Normal et sans gravité : ils sont notés dans votre portable ou votre ordinateur, et même dans cet accessoire antédiluvien qu'est un agenda.

Mais si vous voulez absolument vous en souvenir – et aussi parce que la mémoire entraîne la mémoire –, les associations de chiffres transformés en lettres, même saugrenues, sont efficaces. Ainsi, 222 4653 deviendra BABIOLE, ce qui est quand même plus facile à mémoriser ! Autre système : la décomposition des numéros. Exemple ? Le numéro de mon club de tennis est 422 (même préfixe que le mien, que je connais par cœur) 5266. Donc je décompose de la façon suivante : 5 + 2 = 7 et 6 + 6 = 12. Tout ce que j'ai à me rappeler est : 7 et 12. Oui, mais que se passe-t-il si, pour reconstituer le numéro, je compose le 4 + 3 et le 7 + 5 ? Ça n'arrive jamais. Le seul fait de décomposer le numéro aide, semble-t-il, à s'en souvenir.

• Vous oubliez des informations importantes ?

Répétez-les dans votre tête. Les experts attachent autant de prix à la répétition qu'à l'association d'idées. Faites vôtre ce nouvel adage : c'est en répétant qu'on se souvient. Répétez le point important de l'information à garder en mémoire. Revenez-y plusieurs fois par jour : c'est le plus efficace des bachotages. Écrivez les informations. Et chaque fois que vous y revenez, dites-les à voix haute. Interrogez-vous et répondez.

• Vous oubliez de téléphoner, de faire des courses, de payer des factures, d'aller à vos rendez-vous ?

J'avais l'habitude d'utiliser un élégant agenda de poche en cuir où les obligations de la semaine s'inscrivaient dans une double page. J'ai changé ! Je dispose maintenant d'un grand agenda de bureau où chaque jour bénéficie d'une page entière et qui me permet de tout noter. Tout de suite. Avant d'avoir le temps d'oublier…

• Vous oubliez ce que vous allez dire ou pourquoi vous voulez le dire ?

Si j'avais la solution à ce problème, je la ferais breveter. J'essaie pourtant, presque instinctivement, de reconstituer le cours de la conversation. Ça marche parfois, sinon… Bref, voici ce qui s'est passé hier soir chez moi :

— Je n'arrive pas à me rappeler ce que j'ai commencé à dire. De quoi parlions-nous ?

— Tu disais que tu avais horreur de l'avion…

— Non, avant ça ?

— On parlait des vacances…

— Non, encore avant ?

— Je ne sais plus.

— Mais je te racontais une longue histoire ! Pourquoi j'ai commencé à le faire ?

— Comment le saurais-je ? C'était ton histoire…

Et maintenant, la solution infaillible : faire des listes. Vous ne pouvez pas noter ce que vous avez oublié de dire, mais tout le reste peut entrer dans des listes. La liste est la meilleure amie du lobe frontal.

Il est possible qu'on attende trop de notre cerveau. On est plus indulgent avec notre dos endolori ou nos poignets atteints du syndrome du canal carpien. On respecte la dégradation de nos membres. Mais éprouvons-nous de la reconnaissance vis-à-vis de notre lobe frontal, qui a travaillé pendant toute une vie, stockant et livrant des milliards de milliards d'informations ? Avons-nous quelque égard pour l'hippocampe, cet extraordinaire centre de la mémoire qui non seulement ressemble à un cheval (d'où son nom) mais travaille comme un percheron ?

Il serait temps d'admettre que notre cerveau a besoin de se reposer parfois, de passer à une vitesse inférieure. D'accepter, sans paniquer, un léger ralentissement.

Ce que les superangoissés sont incapables de faire.

— Si leur mémoire n'est sans doute plus aussi performante qu'avant, remarque le Dr Gordon, la différence est infime. Seulement ils exagèrent et imaginent immédiatement qu'ils sont atteints de la maladie d'Alzheimer. La preuve ? Au restaurant, quand ils vérifient l'addition, ils se souviennent que l'escalope de veau était à $ 5.90 sur le menu et qu'on leur a compté $ 5.95 !

12

Quand c'est pas normal : qui a caché mes clés ?

Pauvre Dr Aloïs Alzheimer[1] ! Il doit vous être difficile de reposer en paix alors que le monde entier maudit votre nom.

Alzheimer ! Je ne me souviens que trop bien de la première fois où j'ai entendu ce mot.

C'était en 1982. Je me faisais du souci pour ma mère qui, veuve, vivait seule aux environs de Boston sans jamais se plaindre. Elle était frêle et timide, avec une mauvaise vue et une ouïe encore pire. Quant à son anglais, étant donné qu'elle était née à l'étranger, il était juste passable.

Cette nuit-là, à trois heures du matin, elle se réveille, croit prendre un verre d'eau, et avale une gorgée de son nettoyant liquide pour dentier. Paniquée, elle est persuadée de s'être empoisonnée.

À l'aube, je reçois chez moi, à New York, un coup de téléphone de son médecin :

1. Aloïs Alzheimer (1864-1915), neurologue allemand, découvrit la maladie du même nom *(N.d.T.)*.

— Elle était dans un tel état que j'ai dû envoyer une voiture de police la chercher et l'emmener aux urgences. Elle était incapable de répondre aux questions les plus simples du psychiatre de service. Il pense que c'est Alzheimer, mais j'espère bien qu'il se trompe. Parce que c'est le cas de ma belle-mère, et c'est pire que tout ce que vous imaginez.

Sur ces paroles encourageantes, je me rends le plus vite possible au chevet de ma mère. Elle est assise dans son lit, très gênée de ce qui est arrivé et totalement lucide :

— Tu sais, je suis trouillarde et, au milieu de la nuit, j'entends des coups sur la porte, et deux énormes flics, on aurait dit des cosaques, m'emmènent dans cette grande salle, et ce docteur me pose des tas de questions bizarres. Il me demande mon numéro de téléphone et je lui réponds que je ne m'en souviens pas. Comment je pourrais ? Je ne m'appelle jamais ! Puis il veut savoir qui a gagné la guerre. Je lui réponds : « Quelle guerre, hein ? Il y en a eu tellement ! » Enfin, il me demande où je suis née. « Je n'en suis pas sûre », je lui dis. Alors il a pensé que j'étais folle. Mais, tu sais, un jour mon pays s'appelait la Russie, le lendemain la Pologne, et le jour d'après de nouveau la Russie !

Je la ramène à son domicile, reste avec elle quarante-huit heures, puis je lui téléphone de New York pour savoir comment ça va.

— À merveille ! s'écrie-t-elle.

Elle n'avait pas Alzheimer !

Je rapporte cette histoire personnelle car c'est un parfait exemple de l'influence de la peur, de la colère et de l'émotion sur la mémoire. A-t-elle eu un problème de mémoire ? Pas vraiment. Mais il était quatre heures du matin, elle entendait mal, elle parlait mal l'anglais, elle avait peur des cosaques, elle craignait de mourir et elle en avait perdu la tête. Littéralement.

Autre élément : le psychiatre de garde était jeune, inexpérimenté, sans doute épuisé et polarisé sur la maladie d'Alzheimer. Il lui a été facile d'établir son diagnostic sans trop réfléchir.

Ce qui m'amène à dire (et ne m'envoyez pas de lettres furibardes) qu'Alzheimer est la maladie dont on parle.

Dans les années 60, c'était les opérations à cœur ouvert, grâce à la notoriété du Pr Barnard.

Dix ans plus tard, grâce au tandem Masters et Johnson, tout le monde consultait les sexologues.

Dans les années 80-90, on ne parlait plus que du sida.

Et puis est venue la maladie d'Alzheimer, dont on ne connaissait rien il y a vingt ans et qui a explosé, portée par la génération des baby-boomers.

Le Dr Richard E. Powers, président du comité consultatif de la fondation Alzheimer, connaît bien le sujet :

— Cette génération pensait avoir découvert l'éternelle jeunesse, et maintenant elle doit déchanter. Alzheimer est la maladie la plus redoutée car elle atteint l'autonomie et l'indépendance des patients dans ce qu'ils ont de plus cher, leurs facultés intellectuelles.

Le Dr Powers a cinquante-six ans. A-t-il des problèmes de mémoire ? Il rit sous cape avant de me répondre :

— J'étais, il y a peu de temps, avec un groupe de médecins, tous de mon âge, et on discutait des changements que nous observions chez nous. À vingt-cinq ou trente-cinq ans, on lisait un texte médical une fois et on le savait par cœur. À présent, il nous faut le relire et le relire.

» Il y a quelques années, j'ai commencé à oublier les noms. Ce qui ne veut pas dire que je sois atteint de démence. Seulement, à mon âge, je ne retiens plus aussi bien les informations. Je suis comme un vieux papier tue-mouches qui a été trop exposé : j'ai perdu de mon efficacité.

Le syndrome « Ça doit être Alzheimer ! » frappe aussi les enfants des baby-boomers ! En écrivant ces mots, je me rappelle une conversation avec mon hygiéniste dentaire :

MOI : Votre mémoire fonctionne bien ? (Je pose la question à tout le monde.)

EVELYN : Affreusement mal ! Elle a toujours été affreuse. J'ai entendu dire que les gens qui avaient une mauvaise mémoire attrapaient Alzheimer plus facilement. C'est vrai ?

MOI : Non.

EVELYN : Vraiment ? Voilà une bonne nouvelle. Mais je me fais quand même du souci. Constamment. Et, par moments, je suis persuadée d'en être atteinte tellement ma mémoire est nulle.

Evelyn a trente-huit ans.

L'âge est le risque principal d'Alzheimer. Ce n'est ni l'intelligence, ni le style de vie, ni les gènes – quoique tous ces facteurs jouent un certain rôle, comme nous le verrons –, mais l'âge.

— Autrefois, peu de gens vivaient après cinquante ans, dit le neurologue Barry Gordon. Mais aujourd'hui, avec un grand nombre de maladies infectieuses éliminées et de problèmes cardiaques pouvant être guéris, la grande peur se concentre sur Alzheimer.

Même son de cloche de la part du Dr Yaakov Stern :

— On voyait rarement des malades atteints d'Alzheimer car ils mouraient avant. Mais le monde a changé et les gens vivent plus longtemps. Du coup, depuis vingt ans, les cas se sont multipliés.

— Vous voulez dire que si nous vivions tous suffisamment longtemps, on serait tous atteints de la maladie d'Alzheimer ?

— Non ! Mais le pourcentage des malades augmente avec l'âge.

— Si vous nous faites vivre plus longtemps, vous avez intérêt à trouver des remèdes à cette maladie, non ?

— Absolument. C'est ça le problème.

Pour nous, les superangoissés, la question est la suivante : quand les pertes de mémoire liées à l'âge sont-elles normales et quand sont-elles le signe d'autre chose ?

Au départ, les pertes normales et anormales se ressemblent, ce qui nous affole. Mais en termes de physiologie, elles sont drastiquement différentes.

Les pertes normales de mémoire interviennent lorsque le cerveau commence à rétrécir, le sang à s'épaissir, les neurotransmetteurs à faire moins bien leur boulot… Quoi de surprenant ? Pourquoi le cerveau ne s'userait-il pas ? Après tout, les genoux s'abîment, les os se fragilisent, les chairs deviennent flasques.

La maladie d'Alzheimer intervient à la suite de changements anormaux dans le cerveau. Les neurones s'empêtrent et cessent de fonctionner. Des dépôts d'une protéine dite amyloïde forment des plaques qui bloquent le transport des informations (tout comme d'autres plaques bloquent les vaisseaux sanguins) et mènent à la mort des tissus du cerveau.

Hélas, on ne sait pas encore grand-chose sur cette maladie. Par exemple, on ignore comment arriver à un diagnostic précis en utilisant l'imagerie cérébrale ou les analyses de sang.

On ignore qui sera atteint. Et pourquoi deux tiers des malades sont des femmes, hormis le fait qu'elles vivent plus longtemps que les hommes et qu'elles ont plus de mal à contrôler le diabète, l'obésité ou le cholestérol, trois facteurs de risque pour la maladie d'Alzheimer.

Enfin, comme nous le savons tous, il n'existe pas encore de traitement, malgré les recherches récentes. Et aucun diagnostic totalement fiable.

— Pour rester dans les généralités, nous faisons subir une batterie de tests, explique le Dr Stern, des tests de mémoire, de langage, de raisonnement, des tests pour vérifier le sens de l'espace, mais nous présentons aussi des puzzles à reconstituer. Nous cherchons des signes typiques d'un début d'Alzheimer puis nous nous prononçons. Dans la majorité des cas, nous tombons juste. La difficulté réside dans les cas plus limites. Nous appliquons alors des grilles de performances selon l'âge, et nous ajustons les scores selon le sexe, l'éducation, etc. Parfois la chute a débuté il y a vingt ans, mais nous ne connaissions pas le patient à cette époque-là. Ce qui rend notre tâche aussi délicate.

Si quelqu'un a un score en dessous de la moyenne *et* se plaint de pertes de mémoire, mais vit cependant assez normalement, on dit qu'il souffre d'une légère déficience cognitive. Celle-ci peut demeurer stable ou évoluer vers une maladie d'Alzheimer, ou encore disparaître. C'est le classique : « L'avenir le dira. »

Pour les superangoissés, il existe différents degrés de gravité. Par exemple, si après une journée harassante vous oubliez d'acheter du pain en rentrant de votre bureau, mais que vous vous frappez le front et dites à votre conjoint : « Vraiment désolé ! », pas de quoi vous inquiéter. En revanche, si vous lui demandez : « Quel pain ? » et que ça vous arrive souvent, c'est une autre paire de manches.

NORMAL OU PAS ?

Sans doute normal	*Inquiétant ?*
Vous égarez les choses.	Vous égarez constamment les choses et vous en accusez les autres.
Vous oubliez si vous dînez dehors et vous demandez : « Qu'est-ce qu'on fait ce soir ? »	Une demi-heure plus tard, vous reposez la question.
Il vous arrive d'oublier où vous avez garé la voiture.	Vous oubliez souvent, et vous oubliez aussi votre itinéraire habituel.
Vous racontez à tout le monde que vous avez une mauvaise mémoire.	Les autres se plaignent de votre mémoire. Vous vous plaignez en silence.
Vous oubliez parfois des rendez-vous, de faire des courses, de prendre vos médicaments.	Ce sont des oublis de plus en plus fréquents.
Parfois vous oubliez ce que vous avez mangé la veille.	Une partie de la journée précédente est un blanc.

Vous savez que vous avez des pertes de mémoire, mais ça ne perturbe pas votre existence.	Vos pertes de mémoire vous empêchent de vivre normalement.
Vous oubliez les noms de nouvelles connaissances.	Vous oubliez les noms de la famille et d'amis proches.
Parfois on vous dit : « Tu me l'as déjà raconté. »	*Vous n'arrêtez pas de vous répéter sans vous en rendre compte, ça vous est impossible.*
Vous avez de plus en plus de mal à faire plusieurs choses à la fois.	

— Il est difficile de porter un jugement sur soi-même, constate le Dr Stern. Bien sûr, il y a le regard des autres. Mais c'est quand il se passe quelque chose qu'un patient vient consulter.

— Quel genre de chose ?

— Une grosse bêtise à son bureau. Ou alors ce sont des enfants qui se présentent après avoir rendu visite à leurs parents et s'être aperçus que les factures n'avaient pas été réglées, que la maison n'était pas rangée… C'est aussi la mère de famille qui a cessé de cuisiner des bons petits plats – ça ne l'intéresse plus car elle rate tout… Et on vient également quand les partenaires de bridge se plaignent… Voilà un très bon exemple, car le bridge est un jeu très cognitif. Un patient se plaindra : « On ne veut plus jouer avec moi, je fais trop d'erreurs. »

Si vous vous plaignez de votre mémoire et que les tests ne signalent rien d'anormal, vous risquez d'être confronté aux réalités suivantes :

1. Vous avez plus de pain sur la planche que par le passé.
2. Jeune, vous avez profité d'une plus grande capacité cognitive que la moyenne. Le temps vous a rattrapé.
3. Vous n'êtes pas habitué aux différentes sortes de pertes de mémoire.

— Vous savez, explique la neurologue Gayatri Devi, il existe une énorme différence entre un cerveau qui fonctionne à cent pour cent et un cerveau qui ne tourne qu'à quatre-vingt-quinze pour cent. Bien plus grande qu'entre un cerveau qui fonctionne à cinquante pour cent et un à trente pour cent, en termes de perception personnelle.

— Serions-nous suffisamment pervers pour prendre plaisir à gémir sur nos oublis ?

— Pas du tout. Lorsque le problème devient plus grave, les gens cessent d'en parler, d'en rire. Au contraire, ils tentent de le cacher même à leurs proches.

Les gens les plus bavards rentrent dans leur coquille, quitte à paraître déprimés, et souvent ils le sont. Il est également possible qu'ils se taisent de peur d'utiliser le mauvais mot ou de dire une bêtise. Ou alors ils se confectionnent un masque mondain.

— Dans un cocktail, poursuit le Dr Devi, ils se contentent de simples papotages afin qu'on ne s'aperçoive pas qu'ils ont un problème. Ils apprennent à parler des heures pour ne rien dire…

Il existe aussi l'art de culpabiliser l'autre, comme souvent dans les couples. Voici un échange typique :

— Je t'avais dit qu'on sortait ce soir.

— Non, jamais !

— Mais si !

— Je te jure que non !

Quand les choses deviennent sérieuses, cette stratégie ne suffit plus. La triste constatation : « Je ne sais plus où j'ai mis mes clés » devient une accusation : « Pourquoi m'as-tu pris mes clés ? »

Ce qui résume assez bien la différence entre les pertes normales de mémoire, une légère dégradation cognitive, et la démence.

Mais il semble de plus en plus évident que le milieu social et intellectuel joue un rôle important dans les pertes de mémoire.

Le Dr Stern parle d'une « réserve cognitive » qui comprendrait une variété de facteurs : taille du cerveau, neurones supplémentaires, gènes, QI, éducation, profession, régime alimentaire, activité physique et mentale.

— Quand le cerveau subit une lésion, il ne reste pas passif. Il tente de compenser les dommages en faisant de son mieux pour réagir. Deux personnes avec des lésions identiques peuvent ainsi réagir différemment : la première sera démente, la seconde normale. Parce que cette dernière dispose d'une plus grande réserve cognitive, ce qui permet à son cerveau de mieux s'en sortir.

Grâce à l'imagerie cérébrale, l'équipe du Dr Stern a découvert que la réserve cognitive affecte la façon dont le cerveau fonctionne, en le rendant plus souple et plus efficace. Mais elle n'en est qu'au début de ses recherches.

Le Pr Jeremy Silverman est à la tête d'une équipe qui étudie les personnes de plus de quatre-vingt-dix ans ayant encore « toute leur tête » sous l'angle de la génétique et du milieu social.

Quatre gènes ont été identifiés avec la maladie d'Alzheimer. Trois d'entre eux sont très rares et peuvent toucher de jeunes adultes : nous n'en parlerons pas. Le quatrième, appelé « apolipoprotéine E », peut prendre trois formes : E2, E3, E4. E2 est le plus rare, et, comble de malchance, il protégerait contre la maladie. On le trouve dans huit pour cent de la population. E4, le gène à haut risque, atteint dix-huit pour cent de la population. Comme on le sait, les gènes nous viennent par paires, un par parent. Les personnes le plus à risque sont donc celles porteuses d'une paire de E4, alors que celles porteuses d'une paire de E3, ou d'un E4 et d'un E3, sont moins affectées.

L'équipe du Pr Silverman étudie actuellement un groupe de familles du Costa Rica dont les membres sont âgés de plus de quatre-vingt-dix ans et dépourvus de troubles cognitifs. Seuls deux pour cent d'entre eux sont porteurs du gène à haut risque, et leur famille devrait également bénéficier de facteurs de risque réduits.

Cependant, rien ne suggère que les gènes aient autant d'importance dans la maladie d'Alzheimer que dans la maladie de Huntington, un mal neurologique fortement héréditaire.

Si vous êtes porteur d'une paire de gènes E4 mais en bonne santé, rien ne prouve que vous finirez avec Alzheimer. En revanche, les gènes E2 ne vous protégeront pas si vous souffrez d'hypertension, de cholestérol élevé, de diabète ou d'obésité et que vous ne vous soignez pas.

— Les Américains n'aiment pas se soigner, déplore le Dr Richard Powers. Presque la moitié d'entre eux ne suivent pas les prescriptions médicales en général, et vingt pour cent en cas d'hypertension.

» Négliger l'obésité, qui semble ne rien avoir à voir avec la cognition, c'est jouer avec le feu. L'obésité ne se résume pas à un gros ventre. Il y a également à l'intérieur du corps des graisses qui se collent aux organes. Elles modifient la chimie interne et peuvent léser les cellules du cerveau.

Pour le Dr Silverman, il est important de continuer les recherches :

— Plus nous apprendrons quels gènes protègent contre la démence, plus nous développerons des traitements – pilules, régimes, etc. – qui auront chez l'individu le même rôle que les bons gènes.

Se tournant vers l'avenir, certains spécialistes doutent de découvrir un remède contre la maladie d'Alzheimer. Ils penchent plutôt pour des traitements qui contrôleraient et ralentiraient son évolution. D'autres, en revanche, imaginent un remède miracle qui traiterait la cause même de la maladie.

Dans un avenir plus proche, les savants recherchent plusieurs voies pour arriver à ce remède. Comme de s'attaquer à la protéine qui se forme en plaques et conduit à Alzheimer en agissant sur le système immunitaire ou en mettant au point de nouveaux anticorps. Ou d'expérimenter des drogues qui empêcheraient les gènes de développer des plaques.

— Il est généralement admis, dit le Dr Stern, que nous trouverons un traitement. Je pense que d'ici à cinq ans nous en serons aux essais cliniques.

Quel bouleversement ! Pour le moment, nous en sommes au même point qu'il y a vingt-cinq ans avec le cancer, avant le début de la chirurgie et des traitements révolutionnaires. On se souvient de cette époque où le cancer faisait tellement peur qu'on n'en parlait jamais. Si quelqu'un en était atteint, la famille le cachait comme une maladie honteuse. Un traitement miracle de la maladie d'Alzheimer aurait le même effet, et éliminerait la peur et l'angoisse. Par-dessus tout, c'est l'absence de traitement qui est si effrayante.

Avec le Pr Michael Beeri, j'ai abordé la question délicate de savoir pourquoi les femmes étaient plus exposées à Alzheimer que les hommes :

— Les femmes cessent de produire des œstrogènes après la ménopause – les hommes continuent à en fabriquer dans la testostérone, même si c'est en moindre quantité avec l'âge. On pense que le manque d'œstrogènes constitue un risque accru de la maladie.

Mais il n'est pas démontré qu'un traitement hormonal substitutif offre une meilleure protection.

Le docteur a poursuivi avec une autre théorie liée au nombre d'enfants :

— Plus une femme a d'enfants, plus son niveau d'œstrogènes diminue et les risques augmentent. Ce qui ne veut pas dire que les mères de famille nombreuse doivent avoir peur, ni que les femmes doivent cesser de vouloir une importante progéniture. Seulement, parmi toutes les causes, un faible niveau d'œstrogènes peut être un risque aggravant. Ou encore, le fait d'avoir de nombreux enfants augmente le stress, le stress étant un facteur de risque. Comme je l'ai dit plus haut, il reste encore une foule d'inconnues.

Il n'en demeure pas moins que voici les trois facteurs de risque qui viennent en tête de liste :

1. *L'âge* : c'est un compromis à trouver. On court moins le risque d'attraper la maladie si on meurt jeune. Je suis pourtant prête à courir ce risque.

2. *Le sexe* : vous ne pouvez rien y faire. Les femmes peuvent néanmoins décider de contrôler certains facteurs comme l'obésité, le cholestérol ou le diabète.

3. *L'éducation* : le magazine *Seventeen*, destiné aux ados, a demandé au Dr Stern un article sur la réserve cognitive.

— J'ai été surpris, dit-il. Je savais que ma fille de quatorze ans se trouvait trop vieille pour lire ce journal. J'ai demandé au rédacteur en chef pourquoi ce sujet l'intéressait. Il m'a répondu : « À cause du message "*Ne lâchez pas l'école*" ! »

De nombreuses études ont montré que l'éducation et Alzheimer étaient liés, mais le Dr Stern m'a fourni une statistique qui m'a surprise :

— Le risque d'Alzheimer est double pour les personnes qui ont fréquenté l'école moins de huit ans que pour les autres.

Mais ce n'est pas seulement dû à l'éducation : le manque de diplôme se traduit par moins d'argent, moins de travail intellectuel, moins de loisirs. Bref, tout ce qui contribue à la réserve cognitive.

Le Dr Beeri va dans le même sens :

— Dans mes conférences, j'insiste pour que les gens surveillent leur cholestérol, leur poids, et suivent leur traitement. Je leur demande d'être physiquement et intellectuellement actifs, de voir beaucoup d'amis. Aucun de ces conseils n'est très difficile à suivre. Mais en les ajoutant les uns aux autres, on diminue le risque de la maladie.

» J'insiste sur le réseau d'amis. Parce qu'il vous protège de la démence ? Parce que l'amitié est bonne pour le cerveau, dans la mesure où, en voyant des amis tous les jours, vous êtes moins seul ? Parce qu'en restant en contact avec vos amis, ils peuvent voir si vous allez mal et vous envoyer chez un médecin ? On ne connaît pas les réponses à ces questions. Mais l'amitié ne peut pas faire de mal !

P.-S. : À propos de ma mère : elle a vécu encore cinq ans après ce faux diagnostic de la maladie d'Alzheimer, jusqu'à quatre-vingt-six ans. Si j'atteins son âge et que j'ai une mémoire aussi vive que la sienne… je ne me plaindrai pas. En tout cas, c'est ce que je me souhaite.

13

Nutriments cérébraux ou beurre en branches ? Mémoire et régimes alimentaires

— Tu sais, ma mémoire va bien mieux depuis que j'ai découvert la potion magique.

— Quelle potion ? je demande.

— Le ginkgo biloba.

— Tu te fiches de moi ?

— Comment ça ?

— Eh bien, on a réfuté…

— Qui a réfuté ?

— Les recherches ont prouvé…

— Je me fiche de tes recherches. Je te parle de mon expérience personnelle.

À ce stade de la discussion, mieux vaut battre en retraite. Mais j'ai continué :

— Je prétends seulement qu'il n'existe pas de preuves formelles…

— C'est toi qui le dis !

Et voilà. On a fini de déjeuner, on s'est fait des adieux un peu secs, et depuis elle ne me parle plus. Je la comprends. Il ne faut pas jouer les trouble-fête. Ni douter de l'efficacité d'une potion magique. C'est aussi grave que d'attaquer la belle-mère, le médecin ou la religion d'une amie. Impardonnable !

Quand il s'agit d'un produit miracle, seule la foi compte, pas les recherches. Comme a dit un membre de la famille Revlon au sujet de leurs produits de beauté : « Nous vendons de l'espoir ! » Ils le vendent, nous l'achetons.

Le Web est plein de remèdes et de produits miracles pour améliorer sa mémoire. En voici une courte liste : ginkgo, millepertuis, renoncule, chardon, ginseng, primevère, valériane. Plus rustiques : luzerne, haricot, haricot de Lima, graine de soja, thé vert, jus de raisin, chocolat, chewing-gum, fenugrec, lavande, jus de grenade, gingembre, artichaut, canneberge, carotte, chou, citrouille, ail et poudre d'ail, fer, varech, extrait de réglisse, nickel, une foule de vitamines (C, E, et surtout B) et des tisanes en nombre infini. Veuillez m'excuser si j'ai omis les plus farfelus.

Il n'est pas impossible que certaines substances aident la mémoire. Comme quelques-unes d'entre elles contiennent des antioxydants qui sont supposés protéger les cellules du cerveau, on peut croire qu'elles sont utiles. Mais rien ne le prouve.

Une question, donc : que peut-on avaler dont on connaisse l'efficacité ?

— En un mot, rien ! affirme le Dr Meir Stampfer. Mais je m'empresse d'ajouter : on vient de découvrir un lien entre les maladies vasculaires et la démence. Les régimes conçus pour diminuer les risques cardiovasculaires sont préconisés en cas de démence. Si vous suivez un régime bon pour le cœur, votre cerveau en bénéficiera.

Tous les spécialistes m'ont dit la même chose. Ainsi le Dr William Jagust :

— Il est formellement démontré qu'un régime efficace pour le cœur l'est aussi pour le cerveau, bien qu'on ne sache pas pourquoi. Il existe en tout cas une explication simpliste : le cerveau étant alimenté par les vaisseaux sanguins, si vous améliorez leur débit, il en bénéficiera.

Que dire alors des compléments alimentaires ? C'est une autre paire de manches !

Le Dr Stampfer et l'équipe médicale de Harvard ont publié deux rapports sur le sujet. La bonne nouvelle ? De nombreuses recherches sont en cours, et bientôt on devrait en savoir plus. La mauvaise nouvelle ? *« Des recherches de plus en plus poussées font apparaître des problèmes possibles liés aux plantes et autres compléments. »*

Avec les plantes surtout, moins avec les vitamines. Ainsi, il n'est pas prouvé que la vitamine E aide la mémoire des personnes bien portantes. Les régimes alimentaires riches en vitamine E (céréales complètes, huiles végétales, salades) peuvent protéger contre Alzheimer, mais il n'est pas évident que la vitamine E en pilule (ou complément) agisse de la même façon. Les antioxydants sont utiles et le corps en produit, mais rien n'est sûr en ce qui concerne les compléments. Les personnes ayant une déficience en acide folique et en vitamines B6 et B12 n'ont pas de bons résultats quand elles passent des tests de mémoire, aussi les multivitamines leur sont utiles (comme à tout le monde). Mais exagérer les doses est dangereux. Par exemple, un excès de vitamine E est néfaste pour les personnes sous anticoagulants.

Les compléments à base de plantes présentent trois graves inconvénients : *a)* ils ne contiennent pas toujours ce qui est annoncé sur l'emballage, *b)* les ingrédients actifs sont souvent inexistants ; *c)* ils ne tiennent pas leurs promesses dans la majorité des cas. En tout cas aux États-Unis – je ne sais pas pour le reste du monde.

Les chercheurs ont étudié cinquante-deux compléments parmi lesquels les plus connus, tels l'ail, le ginkgo biloba, le millepertuis, la canneberge, le soja et le ginseng. Tous prétendent améliorer la mémoire. Qu'en est-il ?

Dans un souci de précision, l'équipe de Harvard a attribué des notes selon l'efficacité des produits. « A » pour les meilleurs, « B » pour une honnête moyenne, « C » pour un effet nul, « D » pour : à éviter.

Comme seul le ginkgo est vendu en tant que booster de la mémoire, voyons son score.

Pour le traitement de la maladie d'Alzheimer et la démence vasculaire, il a obtenu un A. (D'autres études ont montré qu'il améliorait l'état des patients d'une manière temporaire seulement ou ne faisait que ralentir la progression de la maladie.) Mais quant à son effet sur la mémoire des gens bien portants de tous les âges, il a récolté un C. Comme d'ailleurs la majorité des autres compléments.

— Les études ont abouti à des résultats atroces, constate le Dr Stampfer, et elles ont souvent été déformées. Il est vrai que les intérêts en jeu sont énormes. Il faut souligner qu'aucune étude scientifiquement sérieuse, faite à l'aveugle et en utilisant des placebos en parallèle, n'a été entreprise. Et jamais sur une longue période.

Ce qui me ramène à mon ex-copine, l'accro du ginkgo. Pour elle, c'est de l'or en barre. Pour moi, du beurre en branches ! Mais si je pouvais annuler ce déjeuner et le recommencer, je ne lui ferais pas un sermon sur l'état des recherches. Je lui dirais : « Tant mieux si ça marche pour toi ! » Et j'en resterais là.

Pourquoi ? D'abord, il faut attendre les résultats d'une véritable étude, qui pourraient lui donner raison.

Ensuite, c'est l'effet placebo, mais les placebos font des miracles. Pour un tas de gens, ils « marchent ».

Enfin, si une substance x était donnée à cent personnes et que deux seulement la trouvaient efficace, pour ces deux personnes-là x serait efficace à cent pour cent !

Venons-en à ce qui a été prouvé scientifiquement : le régime dit à restriction calorique. Cela ne vous mettra pas l'eau à la bouche. Mais ça pourrait être le premier pas vers l'objectif que tous les savants se sont fixé au cours des âges : une façon de ralentir le vieillissement. Ce qui inclut, bien sûr, le vieillissement de la mémoire.

Tout a commencé avec des singes. Si vous les aviez vus, en première page des journaux de la fin 2006, vous ne seriez pas près de les oublier : deux simiens à la triste figure.

Ils participaient, à leur corps défendant, à une étude du Centre de recherche sur les primates du Wisconsin et ils avaient de quoi être lugubres. Tous deux avaient vingt-huit ans, ce qui pour un singe n'est pas la prime jeunesse. Mais un seul paraissait vieux : celui qui avait été nourri selon un régime normal, relativement riche en calories. L'autre avait l'air sain, éveillé et jeune, mais tout aussi malheureux. Et si vous aviez suivi son régime, vous aussi seriez malheureux !

Il y avait également un homme sur la photo. Il souriait mais n'avait pas l'air dans son assiette. La légende précisait que l'homme mesurait un mètre quatre-vingts et pesait soixante kilos. Une autre photo montrait son déjeuner, ce qui expliquait comment il pouvait mesurer un mètre quatre-vingts et ne peser que soixante kilos : des graines de soja fermentées, quelques feuilles de salade. Miam-miam ! Vraiment pathétique.

Malgré son triste sourire, l'homme disait qu'il se sentait bien :

— Je fais ce régime pour être en meilleure santé. Si, en plus, ça me permet de vivre plus longtemps, je ne me plaindrai pas.

Ce qui m'a rappelé la vieille blague : supprimez les graisses, l'alcool et les parties de jambes en l'air, et vous vivrez jusqu'à cent vingt ans… si vous n'êtes pas mort d'ennui avant.

Dans l'article, l'homme parlait de son régime à restriction calorique – que j'appellerais, moi, un « régime infernal ».

Les scientifiques savent depuis longtemps qu'un régime sévère, dont la teneur calorique est réduite de trente à quarante pour cent, peut avoir des résultats considérables sur les singes et les souris : il modifie le processus moléculaire responsable du vieillissement, il ralentit tout. (Songez aux tortues, capables de vivre pendant des mois sans manger, et de ralentir leur métabolisme au point de se traîner et de vivre ainsi jusqu'à deux cents ans.)

Pendant des décennies, les savants n'ont pu que constater le phénomène sans réussir à l'expliquer. Mais, récemment, ils ont fait un pas immense en découvrant que le vieillissement pouvait être régulé. Il est contrôlé par certains gènes et la restriction calorique active ces gènes.

C'est une sorte de réaction en chaîne qui agit ainsi : la restriction calorique enclenche un gène qui produit une bonne enzyme qui protège les cellules contre une mauvaise enzyme qui contribue au vieillissement. Ouf !

Il est possible que ce soit un mécanisme de survie intégré. Quand on se nourrit à peine, le corps est stressé, comme au temps d'une famine. Il conserve son énergie en ralentissant et en faisant appel à ses gènes de « longévité ». Il se comporte comme le faisait notre ancêtre (encore lui) il y a des dizaines de milliers d'années, lorsque la chasse et la cueillette n'apportaient que de maigres denrées, parfois pendant plusieurs années de suite. Sa biologie se mettait en mode défensif.

Morale de l'histoire : *Nous n'avons jamais été programmés pour manger autant.*

Que nos cultures soient riches, que nous aimions cuisiner, manger, festoyer à nous en lécher les babines, notre biologie, elle, fonctionne toujours au rythme de nos ancêtres. Nous ne sommes pas faits pour les Big Macs et les pots de mayonnaise.

Certes, les singes à la diète n'ont rien de joyeux lurons, mais ils vivent plus longtemps que leurs frères rondouillards et ils résistent mieux aux maladies liées à l'âge – comme le diabète, les maladies cardiovasculaires ou les maladies neurodégénératives, qui comprennent les dégradations cognitives.

Certains chercheurs pensent que ce régime est capable d'agir aussi sur les humains. Bien. S'il arrive à prolonger la durée de la vie et à nous protéger contre les conséquences anormales du vieillissement, pourrait-il nous protéger contre les conséquences *normales* du vieillissement ? Vous voyez où je veux en venir : les implications pour les pertes normales de la mémoire sont fantastiques.

Sauf que… Qui peut tenir le coup en suivant un tel régime ? Le bonhomme de la photo fait partie des quelques milliers d'individus qui sont des fous du régime à restriction calorique. Il existe même un club Régime basses calories. Mais pour la majorité d'entre nous, ce régime est trop sévère.

Ce qui nous conduit des singes aux souris.

Peu de temps après que les singes ont fait la une des journaux, on a appris que l'école de médecine de Harvard et l'Institut national du vieillissement faisaient des expériences sur les souris.

Les chercheurs ont divisé leurs souris en deux groupes. Pour le groupe A, un régime hypercalorique, et donc une importante prise de poids plus tous les maux de la Terre : mauvaise santé, début de diabète, maladies cardiovasculaires, l'équivalent pour les souris de la maladie d'Alzheimer. Bref, le grand jeu ! Le groupe B a suivi exactement le même régime, et grossi à vue d'œil mais n'a montré aucun des symptômes du groupe A. Malgré les quantités de graisses et de glucides ingurgitées, il est resté alerte, vigoureux, et a vécu plus longtemps. Bref, la gloutonnerie récompensée !

Explication de ce mystère ? Le groupe B a reçu des doses massives de resvératrol, une molécule présente dans le vin rouge et qui pourrait être le remède miracle contre le vieillissement. Les chercheurs ne sont pas d'accord sur la façon dont cette molécule agit, mais elle semble imiter les bienfaits du régime à restriction calorique. Ou, pour prendre le problème à l'envers, elle neutralise les effets néfastes de la nutrition de l'Américain moyen.

Le resvératrol serait susceptible d'expliquer un phénomène connu depuis longtemps : le paradoxe français. Pourquoi les Français, qui absorbent une nourriture très riche, à base de crème et de beurre, ont-ils moins de crises cardiaques que les Américains ? Parce qu'ils consomment en abondance du vin rouge ? C'est une théorie, devenue avec le temps parole d'évangile, qui n'a pourtant jamais été prouvée.

Malgré leurs sauces si riches, les Français absorbent-ils moins de calories ? À noter qu'il existe maintenant près de mille trois cents McDonald's dans leur pays, et que ceux-ci sont toujours pleins à craquer.

Ou bien les Français marchent-ils plus que les Américains, neutralisant ainsi le mal qu'ils font subir à leur estomac en soignant leurs jambes ?

Quelle que soit la réponse, n'importe qui peut essayer le resvératrol et bien des gens ne s'en privent pas, car il est en vente libre sous forme de compléments. Mais voilà ce qui cloche : ces compléments ne contiennent qu'un soupçon de la molécule, alors que les souris en ont reçu des doses massives. Vous auriez à boire des centaines de bouteilles de vin chaque jour pour arriver au même résultat. À la vôtre !

Néanmoins, les chercheurs travaillent sur une pilule. Des médicaments antivieillissement proviendraient de gènes antivieillissement. La potion magique enfin incarnée.

Le Dr David Sinclair, en plus de diriger l'équipe de Harvard chargée de l'étude sur les souris, a créé une société biomédicale pour mettre au point une pilule qui reproduirait les effets de la restriction calorique. (Il n'est pas le seul. De nombreux chercheurs spécialisés dans la mémoire et le vieillissement ont fondé de telles sociétés, souvent avec l'appui de grands laboratoires pharmaceutiques.)

Un an avant la publication de ses recherches sur les souris, le Dr Sinclair a parlé à la télévision des recherches de son équipe sur les vers et les mouches à fruit :

— Chez les humains, on trouve les mêmes gènes qui prolongent la vie de ces organismes simples. Nous ignorons encore s'ils sont la clé de la longévité chez les humains, mais ils le sont pour ces organismes simples. Nous sommes arrivés au stade où nous devons d'abord tester ces gènes sur des souris, et, si les résultats sont positifs, sur les humains, à condition que ça soit sans risque. Sinon, sur des primates. En tout cas, nous en sommes au stade des mammifères, et nous saurons dans un ou deux ans si nous avions raison.

Il ne leur a fallu qu'un an pour savoir qu'ils avaient raison, en tout cas avec les souris.

J'ai donc posé la question suivante au Dr Sinclair :

— Vous avez dit : « Notre but est de voir si finalement un homme de quatre-vingts ans pouvait se sentir comme une personne de cinquante ans aujourd'hui. » Cela pourrait-il s'appliquer à la mémoire ? La restriction calorique ou une pilule aux mêmes effets serait-elle en mesure de nous protéger contre les pertes normales de mémoire ?

— Il y a une bonne chance pour que la mémoire puisse être conservée pendant toute une vie. Nous voyons que les neurones sont protégés contre la mort par le traitement au resvératrol ou la restriction calorique. Si de nombreuses molécules qui sont efficaces chez les souris ne le sont pas chez les humains, il n'y a pas de raison que ce soit le cas ici.

Il existe une règle non écrite dans la communauté scientifique : les découvertes d'un laboratoire doivent être confirmées par un autre labo avant d'être authentifiées. Au moment où le Dr Sinclair publiait ses recherches, le Pr Johan Auwerx de l'Institut de génétique et de biologie moléculaire et cellulaire, faisait de même en France. Il démontrait que les souris absorbant du resvératrol étaient deux fois plus résistantes que les autres sur le tapis roulant.

— Le resvératrol vous donne l'impression d'être un athlète sans avoir eu à subir d'entraînement, dit le Dr Auwerx.

L'équipe du Dr Sinclair s'occupe actuellement de mettre au point des molécules mille fois plus actives que le resvératrol. Le docteur prend lui-même du resvératrol depuis plusieurs années, sans préciser sous quelle forme. Tout comme sa femme, ses parents et la moitié des gens de son labo. Une belle marque d'optimisme, quand on sait qu'il n'y a pas eu d'étude sur les effets secondaires et à long terme de cette molécule.

Les recherches sur les souris, dès qu'elles ont été publiées, ont généré une grande agitation. Les ventes de compléments diététiques contenant du resvératrol ont décuplé du jour au lendemain. Les travaux du Dr Sinclair ont été salués par ses confrères. On a même parlé, à voix basse ou presque, d'un prix Nobel…

Ce qui est dans le domaine du possible. Mais dans le monde scientifique, il y a parfois loin de la coupe aux lèvres. Les placards sont pleins d'études sur des expériences qui ont été couronnées de succès sur les… souris. Mais moins sur les humains. Ainsi que des médicaments qui marchaient formidablement… sur le papier.

Vous vous souvenez de l'Ephedra ? Une potion magique pour perdre du poids, jusqu'au jour où on s'est aperçu qu'elle provoquait des crises cardiaques. Ou du Torcetrapid ? Un médicament miraculeux pour les maladies de cœur qui s'est révélé être mauvais pour les coronaires. Sans oublier les faux espoirs que le traitement hormonal substitutif a donnés aux femmes. Jusqu'à 2002, où une étude magistrale a montré qu'il augmentait les risques de cancer du sein. Les femmes l'ont arrêté brutalement et, dès l'année suivante, le taux de cancer du sein chutait pour la première fois en soixante ans.

Encore un beau rêve envolé.

Si le resvératrol ne tient pas ses promesses, que savons-nous de certain sur les régimes et la mémoire ?

Autre façon de poser la question : Qu'est-ce qu'un professeur de nutrition de Harvard avale de bon pour son cerveau ? Prend-il des compléments alimentaires ?

— Des multivitamines, répond le Dr Stampfer, et en plus, pendant les mois d'hiver, un complément en vitamine D.

— Votre menu pour le dîner ?

— Beaucoup de fruits et de légumes. Rarement de la viande rouge. Du poisson plusieurs fois par semaine.

— Pour le petit déjeuner ?

— Les restes du dîner.

— Évident ! Et pour le déjeuner ?

— Un sandwich au pain complet et au beurre de cacahuètes. Des fruits. Du chocolat.

— Le chocolat ! Ah oui ! J'ai lu qu'il faisait partie des aliments bons pour le cerveau…

— J'espère que c'est vrai.

Un régime alimentaire qui ne fait pas les gros titres, qui n'attire pas les caméras de télé. Mais en l'absence de potion magique, il sonne juste.

Et j'adore le côté chocolat.

14

Tout est dans l'ordinateur, non ?

« Pourquoi comparer mémoire humaine et ordinateur ? Faute de mieux. »

Dr Terrence DEACON,
professeur d'anthropologie biologique

Ordinateur et cerveau : les analogies sont légion. Mais sont-elles valables ?

Un ami se plaint :

— Ça me rend fou. Je sais que c'est là, quelque part dans ma tête, comme dans un ordinateur… mais je ne le trouve pas.

— Tu es bien sûr que c'est là ?

— Pas à cent pour cent. Mais ça devrait l'être puisque ça y était.

Si la mémoire humaine ressemblait à la mémoire d'un ordinateur, tout ce qu'on y a mis devrait y demeurer. Toute information devrait attendre sagement qu'on la récupère, à moins que nous ne l'effacions délibérément (ou par erreur, comme ça m'arrive souvent).

Donc, pour poursuivre un tel raisonnement, quand on ne peut pas trouver en mémoire ce dont on a besoin, c'est qu'on s'y prend mal.

D'après ce point de vue, le cerveau humain serait un disque dur régi par ses propres règles et ses propres programmes. La différence ? Il utiliserait des cellules au lieu de puces et de circuits. En théorie, on devrait pouvoir construire un ordinateur qui aurait une mémoire semblable à la mémoire humaine. Quand – quand, et non pas si – nous serons capables de comprendre parfaitement le fonctionnement de la mémoire humaine, cette théorie deviendra réalité.

Certains psychologues et spécialistes de la cognition, et même certains philosophes, adoptent ce point de vue. Les informaticiens l'adorent.

La plupart des neuroscientifiques le combattent férocement.

Tout le monde est pourtant d'accord sur le fait que la comparaison tient la route jusqu'à un certain point. Les deux systèmes ont des entrées et des sorties. Ils prennent l'information, la manipulent, l'engrangent et la redistribuent. Ils disposent d'une mémoire incroyable. Les savants associent technologie et neurologie. Mais pour nous, obligés de rechercher des objets perdus dans le labyrinthe de notre cerveau, une seule question importe : oui ou non, tout ce qu'on a mis en mémoire y demeure-t-il ?

La réponse est limpide : personne n'en sait rien.

Comme sur l'efficacité des compléments diététiques, le jury continue à délibérer. Mais dans ce cas-ci, il risque de ne pas donner son verdict avant longtemps. Personne n'a pu prouver que la mémoire conserve ce qu'on y a mis, ni d'ailleurs le contraire. Et personne ne le pourra jamais. Car comment le prouver ?

À l'évidence, si vous n'avez pas fait attention au moment de l'encodage pour passer de la mémoire à court terme à la mémoire à long terme, l'information n'y est pas. Et n'y a jamais été. Pour certains neuroscientifiques, si l'information a été bien stockée, elle devrait toujours y être, même si ce n'est pas dans sa forme originelle.

Voici comment un souvenir se forme : c'est un faisceau de signaux chimiques et électriques qui voyage dans des réseaux neuronaux, entraînant une multitude de réactions en chaîne. Chaque souvenir, chaque fois qu'il est rappelé, recrée son propre circuit de signaux, et donc se modifie.

Ainsi, même nos souvenirs les plus tenaces varient au cours des ans. Plus vous êtes âgé et plus vous avez fait appel à vos souvenirs, plus ils sont modifiés. Il est également possible qu'un souvenir qui n'a pas été rappelé pendant longtemps s'efface. Il ne s'use que si l'on ne s'en sert pas !

Terrence Deacon, célèbre pour ses travaux sur l'évolution du langage et auteur du livre *The Symbolic Species : The Co-Evolution of Language and the Brain,* n'apprécie pas l'analogie mémoire/ordinateur :

— Nous avons tendance à considérer la biologie comme une mécanique, m'explique-t-il dans sa maison près de Berkeley. Nous utilisons les métaphores liées à l'informatique pour parler du cerveau, car elles sont les plus faciles pour se faire comprendre. C'est totalement trompeur. La façon dont notre mémoire fonctionne n'a rien à voir avec l'utilisation d'un disque dur ou d'une puce mémoire. Dans ces systèmes, tout est immuable. Ce qui est inscrit ne change jamais. Pour nous, c'est le contraire.

» Je crois que la mémoire est une sorte de palimpseste sur lequel on écrit et réécrit inlassablement. (Le Robert définit un palimpseste comme “un parchemin manuscrit dont on a effacé la première écriture pour pouvoir écrire un nouveau texte”.) Ce qui était stocké auparavant est-il toujours présent ? Sans doute, mais pas forcément sous la forme à laquelle on pense. Car chaque fois que nous faisons appel à un souvenir, il recouvre d'autres souvenirs.

» On comprend encore mal comment traverser les différentes couches du palimpseste pour trouver ce qu'il y a en dessous. Pour utiliser l'analogie de l'écriture, disons que l'encre est de meilleure qualité quand on est jeune.

» Plus tard, chaque fois que nous superposons une nouvelle “version”, nous utilisons une encre plus claire. Et, en revenant en arrière, on peut confondre la dernière version avec la plus ancienne. Le miracle, cependant, c'est notre faculté de revenir en arrière. Un exemple : un ami se rappelle une chose que nous avons vue tous les deux il y a un an, et dont je ne me souviens pas ; mais si deux ou trois autres personnes, également présentes alors, racontent chacune un peu de ce qui s'est passé, il se peut que je m'en souvienne au bout d'un moment.

L'analogie du Dr Deacon avec un palimpseste m'a rappelé l'autobiographie de Lillian Hellman, *Pentimento*. Ce titre se réfère à ce que les peintres nomment « repentir », pour désigner les corrections apportées à un tableau pendant son exécution. Dans ce livre, elle décrit les événements de sa vie, remontés à la surface de sa conscience.

Certains critiques ont reproché à la célèbre scénariste et actrice d'avoir manipulé son passé, et d'avoir une mémoire extrêmement créatrice. Tel l'écrivain Mary McCarthy, qui n'y est pas allée par quatre chemins dans une émission de télévision en disant : « Tout dans ce livre n'est qu'un tissu de mensonges, même les points sur les “i” ! » À mon sens, c'était un livre passionnant. Et, après tout, qui ne réinvente pas sa propre histoire ?

— Le cerveau fonctionne selon une logique différente de celle d'un ordinateur, reprend le Dr Deacon. L'exemple du palimpseste devrait permettre de mieux faire comprendre cette logique. Ainsi, dans un ordinateur, l'emplacement d'une information est primordial. Une puce de mon ordinateur peut contenir en mémoire un million d'informations, et chacune aura une adresse unique. Et quand j'en aurai besoin, je la chercherai toujours à la même adresse.

— L'équivalent existe pour les humains ?

— Non. Nos souvenirs ne sont pas emmagasinés dans une boîte séparée appelée « mémoire ». La mémoire humaine est fragmentée en plusieurs parties qui correspondent aux cinq sens. Une partie visuelle, une partie auditive, etc. Pour récupérer un souvenir, il faut donc aller rechercher ses différentes composantes dans les divers fragments.

» Mais nous avons un avantage supplémentaire : le langage. Nous pouvons créer une histoire, une narration pour récupérer un souvenir. Par exemple, si je vous demande ce que vous avez mangé hier pour votre petit déjeuner, dans un premier temps, vous aurez du mal à me répondre, mais en remontant en arrière…

— Comment ça ?

— Voici comment je procéderais si vous me posiez la question : Qu'est-ce que vous avez fait hier matin ? Voyons, c'était le 2 mai. Ma femme était-elle là, ou était-elle déjà partie ? Avons-nous préparé le petit déjeuner ensemble ? Non. Elle était déjà partie. Normalement je prends du café, des toasts et un jus d'orange. Mais je n'en ai pas eu envie. Maintenant, je me rappelle ! Je me suis préparé des céréales et je me souviens de leur odeur. Il y a trente secondes, pourtant, j'avais tout oublié.

Des théoriciens ont utilisé une autre analogie : celle de la rivière qui creuse son lit. Plus le débit est fort, plus le lit est profond. Si le lit est suffisamment profond, l'eau ne débordera jamais. En fait, c'est ainsi que se forme la mémoire procédurale, la mémoire des savoir-faire automatisés.

Mais pour la question posée par le Dr Deacon, il n'existe pas de chenal. Ce genre de souvenir appartient à la mémoire épisodique, celle des événements vécus et qui tient compte du contexte. Celle qui ralentit avec l'âge. Au cours d'une vie, on ingurgite des milliers de petits déjeuners différents et chacun d'entre eux s'inscrit dans la mémoire épisodique, elle-même répartie dans plusieurs régions du cerveau. Comment est-il possible de revenir en arrière ?

Plutôt que d'un profond chenal, le Dr Deacon préfère parler de multiples ruisseaux. Le petit déjeuner dont il était question est donc réparti dans plusieurs ruisseaux :

— Celui-ci est moteur, cet autre est sensoriel, un autre encore conserve un son ou une forme… et si vous parvenez à les capter ensemble, le souvenir vous reviendra. Souvent, il suffit de déclencher deux d'entre eux pour que leurs « compatriotes » suivent.

Cette analogie nous fait comprendre le processus des associations d'idées. Une chose que le cerveau accomplit merveilleusement bien, mais que les ordinateurs ont du mal à faire. Les futurologues (*voir chapitre 17*) nous assurent cependant que les ordinateurs de demain ou d'après-demain en seront capables et le feront aussi bien que le cerveau humain.

Pour le moment, qui l'emporterait ? La mémoire informatique ou la mémoire humaine (quel que soit l'âge considéré) ?

Tout dépend du critère choisi : vitesse ? précision ? créativité ?

Les spécialistes sont néanmoins d'accord pour établir les différences suivantes entre les deux mémoires :

1. Les méthodes d'encodage.
2. La vitesse.
3. La précision.

Chacune a ses points forts et ses faiblesses.

Pour commencer, et sans doute le plus important : la façon dont ordinateur et cerveau humain encodent l'information.

L'ordinateur, étant digital, travaille étape par étape, alors que le cerveau, plus analogique, travaille en continuum.

Si vous n'avez pas compris cette dernière phrase, ne me demandez pas d'explication : je n'y ai rien compris non plus, en tout cas sur un plan technologique.

Je sais seulement que le vocabulaire digital utilise le zéro et le un pour envoyer un homme sur la Lune. Ce qui m'a paru du chinois, avant de me souvenir que le morse recourait aux points et aux traits pour composer de longs messages.

Quant à l'analogie, Harold Edwards, professeur de maths à la NYU, me l'a illustrée par cet exemple :

« Songez au bouton du volume d'une radio. Vous augmentez le son, vous le baissez, c'est le continuum. »

Heureusement, il n'est pas nécessaire de tout comprendre pour s'en servir. Sinon, vous vous passeriez d'électricité, d'aspirine ou de moteur à explosion.

Examinons la vitesse.

— Un ordinateur d'une puissance de deux gigas traite des centaines de millions d'opérations par seconde, dit le neurologue Barry Gordon. C'est *follement* rapide. Il est capable de faire une foule de choses – souvent simples – mais il les fait une par une. Le cerveau traite des centaines de choses en même temps. Quand vous parlez en marchant, vous faites deux choses séparées qui en appellent à des systèmes très différents. Lorsque vous écrivez, votre système visuel fait attention à ce qui se passe autour de vous grâce à votre vision périphérique (si une araignée se promenait sur une vitre, vous la remarqueriez)… Voilà les différences les plus importantes. Mais le fossé se comble.

Et pour la précision ?

— L'ordinateur a nettement l'avantage : chaque information a son adresse, et il est d'une grande exactitude. Par exemple, si j'étais un ordinateur et si je voulais vous localiser, je devrais connaître votre adresse. Sans ce renseignement, il m'est impossible de vous retrouver. La mémoire informatique travaille ainsi : c'est zéro ou un, présent ou pas présent, oui ou non. L'information est transmise sans erreur possible. Mais si je fonctionnais par association d'idées, je n'aurais pas besoin de savoir exactement où vous habitez. Je me tiendrais dans la rue et je crierais : « Martha ! », et toutes les Martha se mettraient à leur fenêtre. Le bruit de ma voix vous localiserait. Mais des

Marthe ou des Maria pourraient se demander : on m'a appelée ? et elles me répondraient. D'où une source d'ambiguïté.

Vous vous souvenez peut-être de Sherlock Holmes, ce génie de la mémoire associative qui comparait la mémoire humaine à un grenier devant être bien rangé… De même nous pouvons ranger nos dossiers informatiques d'une façon efficace en supprimant ce qui est devenu obsolète ou n'a plus de raison d'être.

Et notre cerveau ? Plus nous vivons, plus les couches de notre mémoire se multiplient et deviennent encombrées. Elles se gênent même les unes les autres. Et si on déblayait notre cerveau ?

— Impossible, affirme le Dr Gordon. On ne peut rien effacer. Mais il est possible d'ajouter une nouvelle couche. Comme on peut conserver des choses inutiles dans notre grenier en les mettant en ordre.

» Nous appelons ça le “paradoxe des spécialistes”. J'explique : les spécialistes en connaissent beaucoup, dans leur domaine, et tout ce qu'ils ont en mémoire devrait les handicaper. Mais ce n'est pas le cas, car ils savent classer leurs informations. (Ce paradoxe remonte à Cicéron, lequel, au Ier siècle avant J.-C., avait affirmé que l'ordre était primordial pour la mémoire, et non pas la mnémotechnie.)

» Prenez les ornithologues : ils classent chaque sorte d'oiseau par catégorie. Les rapaces vont là, les aigles et les vautours ailleurs… Ils mettent une étiquette sur tout ce qu'ils voient. Chaque oiseau a sa niche.

Ce procédé s'apparente au *système des loci*, une des plus vieilles méthodes mnémotechniques du monde. Elle aurait été inventée par le poète grec Simonides au Ve siècle avant J.-C. Les prestidigitateurs de la mémoire l'utilisent encore sur scène quand ils demandent à cent spectateurs de se lever et de dire leur nom à haute voix. Puis ils les récitent dans l'ordre où ils les ont entendus, ou même à l'envers !

Ce tour fait appel à l'association visuelle. Chez vous, vous pouvez vous exercer si vous avez à téléphoner à six ou sept personnes à la suite : Françoise, Juliette, André, Robert, Christine, Marc. Imaginez-les chacun dans une pièce de votre appartement. Le salon sera plein de Françoise, la salle à manger de Juliette, la chambre principale d'André, etc. Pour les appeler, vous passez mentalement d'une pièce à l'autre et vous les retrouvez. (Si tout va bien et si vous disposez d'un grand appartement !) Une chose me fascine : ce tour, vieux de deux mille sept cents ans, semble être un aïeul de l'ordinateur avec son classement par adresse.

Si la mémoire humaine ne peut rien supprimer, ce qui est dommage à mon avis, peut-elle sauvegarder les informations ?

— C'est sans doute le rôle dévolu à l'hippocampe, répond le Dr Gordon. Mais pas dans le sens où on l'entend en informatique. Cependant, nous avons des sauvegardes automatiques en termes d'encodage multiple et de sites.

— Peut-on passer à un modèle supérieur ?

— La capacité de notre mémoire n'a cessé de s'améliorer depuis six millions d'années.

Avec l'ordinateur, c'est tout ou rien. Il se rappelle soit tout, soit rien du tout. Alors que le cerveau humain se souvient des intermédiaires.

Un exemple pour me faire comprendre : dans *Gigi*, la comédie musicale, Maurice Chevalier et Hermione Gingold, déjà assez âgés, chantaient en duo une mélodie, « *Je m'en souviens parfaitement* », dans laquelle ils se rappelaient une amourette de leur jeunesse.

LUI : *Je t'ai ramenée chez toi en calèche.*

ELLE : *Non, c'était à pied.*

LUI : *Tu avais perdu un gant.*

ELLE : *Non, un peigne.*

LUI : *Le ciel était plein d'étoiles.*

ELLE : *Il pleuvait.*

LUI : *Je me souviens des chansons russes.*

ELLE : *Elles étaient en espagnol.*

Finalement, les yeux brillants, lui conclut : « *Ah oui ! je me rappelle tout !* »

Ce qui illustre le propos du Dr Daniel L. Schacter quand il parle de la *mémoire reproductive* de l'ordinateur par rapport à la *mémoire constructive* du cerveau.

La mémoire de l'homme est constructive : elle ne cesse de se reconstruire au fil des années. Et sans doute celle de la femme aussi (Hermione Gingold avait-elle raison ou bien, au contraire, neigeait-il et avait-elle perdu un foulard ? Qui sait !), bien que la chanson implique que ses souvenirs aient été exacts car *les femmes se rappellent ce genre de choses.*

En revanche, si toutes ces données (le temps qu'il faisait, les objets perdus...) avaient été sauvegardées dans un ordinateur, dix, vingt ou cent ans plus tard on connaîtrait encore l'exacte réalité. C'est la mémoire reproductive.

La mémoire humaine se rappelle les émotions. L'ordinateur, lui, ne fait pas de sentiment.

Admettons que vous ayez vécu un événement terrifiant, délicieux ou tragique. Chaque fois que vous vous en souviendrez, le chagrin ou la joie ainsi que le passage du temps le transformeront légèrement.

Si vous l'aviez immédiatement enregistré dans votre ordinateur, il demeurerait intact. Mais, en regardant l'écran, vous seriez étonné de voir à quel point votre mémoire est infidèle.

D'où la question : si l'ordinateur se souvient avec précision, le *sait-il* ?

Alan Mathison Turing, un des pères fondateurs de l'informatique (il a élaboré les tout premiers ordinateurs pendant la Seconde Guerre mondiale), a tenté de répondre à cette question en élaborant un test, appelé « test de Turing ». Il était inspiré par un jeu d'imitation, très en vogue à l'époque, qui se déroulait ainsi :

Un homme et une femme vont dans des pièces séparées, et les invités tentent de discuter avec eux en écrivant des questions et en lisant les réponses qui leur sont renvoyées. Dans ce jeu, l'homme et la femme essaient de convaincre les invités qu'ils sont tous deux des femmes.

Turing a modifié ce jeu pour s'efforcer de répondre à cette autre question, elle aussi primordiale : un ordinateur peut-il penser ?

Au lieu de mettre en scène un homme et une femme, il utilise un homme et un ordinateur. Un observateur ne les voit pas, ignore qui est qui ou quoi et leur pose des questions. Si l'observateur pose de plus en plus de questions sans parvenir à déterminer où est l'homme, l'ordinateur gagne.

Turing a suggéré lui-même des objections à son test… en y répondant :

— Objection théologique : la pensée serait le fait inné de l'âme dont l'homme serait seul doté et ainsi la machine ne saurait penser... Mais si Dieu voulait donner une âme à un ordinateur, Il le ferait.

» Politique de l'autruche : les ordinateurs sont incapables d'avoir de l'originalité ; espérons qu'ils n'y parviendront jamais... Mais c'est un argument moral, pas scientifique.

Jusqu'à maintenant, l'ordinateur n'a jamais remporté le test de Turing. Ce qui implique que la machine ne peut pas penser.

Dans ce cas, selon de nombreux spécialistes de la mémoire, l'analogie mémoire/ordinateur ne tient plus la route. Penser présuppose le « je ». Se souvenir demande un « je ». Le « je » vous communique la *sensation* de la mémoire, mais aussi la sensation de la possession. Vos souvenirs vous appartiennent, ils ne sont à personne d'autre. Mieux, vous en êtes parfaitement conscient.

Selon cette théorie, il n'existe pas de concurrence entre la mémoire humaine et la machine. Les ordinateurs ne possèdent pas de « je ». (Quelques chercheurs qui se projettent dans l'avenir affirment que ce jour arrivera. Mais nous en reparlerons.)

Je suis ravie d'avoir un « je ». Mais l'imprécision de nos souvenirs est le prix à payer. Et je ne pouvais imaginer l'avantage d'avoir une mémoire floue avant d'en avoir parlé au Dr Schacter :

— La raison pour laquelle la mémoire est constructive, et non pas une pure et simple répétition des événements passés, permet sans doute de planifier l'avenir d'une façon plus avantageuse. Si vous vous rappelez le passé d'une manière flexible ou si vous combinez différentes expériences antérieures, cela vous aidera à anticiper ce qui arrivera dans l'avenir. Car l'avenir ne sera jamais une répétition exacte du passé.

Le Dr Schacter distingue l'ordinateur qui garde en dépôt les informations et le cerveau qui se souvient des événements. L'ordinateur n'a pas besoin de planifier des situations futures qui soient différentes des situations passées. Le cerveau, si. Le cerveau doit traiter des problèmes bien différents de ceux d'un ordinateur standard.

— Quelle catastrophe, si les ordinateurs fonctionnaient comme notre cerveau et nous fournissaient l'essentiel des informations plutôt que le dossier complet que nous avons entré en mémoire ! continue le Dr Schacter. On n'attend pas d'un ordinateur qu'il nous livre l'essentiel d'un dossier, mais le dossier exact, qui ne sous-entend pas ce qui aurait pu arriver en se basant sur des informations fragmentaires. Il doit être parfaitement fidèle.

Le Dr Schacter parle de notre mémoire comme d'une sorte de « voyage à rebours du temps mental ». Cette définition illustre le merveilleux processus d'associations d'idées de notre cerveau. J'en ai eu un exemple il y a quelques jours : je dînais dans un restaurant de New York où je mangeais un rôti de bœuf, ce qui m'a conduite à un restaurant à Londres où j'avais mangé un superbe rôti, six ans auparavant, ce qui m'a rappelé une amie habitant Londres et que je voyais à la plage à Cape Cod dans les années 70, et de là j'ai revécu des week-ends sur différentes plages avec mes parents et mon frère, et enfin je suis remontée à la guerre.

En quelques secondes, j'ai ainsi parcouru six décennies et couvert un certain nombre de territoires – géographiques, sentimentaux et gustatifs (dans ce domaine, je n'ai aucun problème de mémoire).

Un ordinateur capable de la même chose n'existe pas. En tout cas, pas pour le moment. Ce qui ne veut pas dire qu'il ne pourra jamais arriver à faire de même.

La créativité est la merveille fondamentale de la mémoire. Notre capacité à créer, imaginer, fantasmer découle de notre faculté à réaliser des associations d'idées, et ce don ne disparaît pas avec l'âge.

Le cerveau agit automatiquement. L'ordinateur doit chercher dans les dossiers. Certes, il le fait à une vitesse phénoménale, mais sans jamais prendre son envol.

— Que manque-t-il aux ordinateurs que les êtres humains possèdent ? a demandé un journaliste à Douglas Hofstader, spécialiste de la cognition.

— Ils n'ont pas de concepts.

— Je connais des gens qui n'ont pas de concepts.

— Mais ils en ont ! Ils en sont pleins. Simplement, vous n'avez pas besoin de savoir ce qu'est un concept pour en avoir un.

Le cerveau humain doit jouer avec des expériences passées, mettre en miettes des souvenirs et les rassembler de mille autres manières, farfouiller dans des dossiers imparfaits, essayer une foule de combinaisons différentes, et, comme un chef en pleine improvisation, ajouter une pincée de ceci et un soupçon de cela pour arriver à une composition qui satisfasse les cinq sens. Une soupe ? Non, plutôt un poème.

Bien sûr, composer un bon poème est rare. Mais la mémoire humaine peut se vanter d'y parvenir, et chacun d'entre nous, quel que soit son âge, s'y exercer.

La mémoire d'un ordinateur vous assure une précision totale, rapide, brillante, c'est vrai. Mais la mémoire humaine, elle, vous offre l'imagination, la créativité, l'approximation, l'innovation, l'originalité, l'extravagance, etc.

Tout au moins aujourd'hui. Que nous réserve l'avenir ?

15

Retour sur image : où étiez-vous quand… ?

— Le 11-Septembre ? dit Giorgio Marchetti, un homme d'affaires italien. Je m'en souviens exactement. Je pilote des avions pour mon plaisir et, ce jour-là, je volais de Lugano, en Suisse, à Milan. J'ai atterri, mais dans l'aérogare il n'y avait personne. Pas de police, pas de douane, personne pour vérifier les passeports. J'ai été surpris car, quand on arrive de l'étranger, il faut toujours présenter son passeport.

» Je me suis demandé ce qui se passait. Puis, dans un coin, j'ai aperçu une foule de gens debout qui regardaient la télévision. Au moment où je me suis approché de quelqu'un pour m'informer, j'ai vu les images. Il régnait un silence terrible, comme si tout le monde était sous le choc. Jusqu'à la fin de ma vie j'entendrai ce silence. Étonnant comme ce silence et ces images sont encore clairs dans mon esprit.

Les psychologues les appellent les *souvenirs flashes* : ce sont les souvenirs du lieu et de notre emploi du temps au moment où nous avons été informé d'un événement capital.

Où étiez-vous lors de l'attentat contre les Twin Towers de New York ? Quand vous avez appris l'assassinat de John F. Kennedy ? Ou de Martin Luther King ? Ou la mort de la princesse Diana ? Ou les premiers pas de l'homme sur la Lune ? Ces scènes sont ancrées en vous avec une précision inouïe.

On se rappelle non seulement ce qu'on faisait quand on a entendu parler de l'événement, mais avec qui on était, ce qu'on disait, pensait, mangeait… Et si on nous pose la question, on répond immédiatement : « Je m'en souviens parfaitement. » Même à quatre-vingts ans.

Les souvenirs flashes ne sont affectés ni par les pertes de mémoire ni par l'âge. Ils ressemblent ainsi aux traumatismes de l'enfance. Et, comme eux, ils ont une précision photographique : nous les *voyons*. Ils demeurent aussi vivaces que les souvenirs personnels. Mais voilà le *hic* : ce sont des événements publics que nous encodons comme des expériences personnelles.

— Un souvenir flash rappelle le moment où deux histoires que nous gardons en général séparées – le cours de l'Histoire et notre propre vie – se superposent, explique le psychologue Ulric Neisser.

Deux histoires, deux systèmes différents : la mémoire sémantique, qui est factuelle (John Kennedy a été tué à Dallas), et la mémoire épisodique, basée sur un événement personnel (je sortais de mon bureau quand j'ai appris cette mort).

C'est le moment où les deux sortes de mémoires fusionnent et deviennent indissociables. À cet instant, nous faisons partie d'un événement public et cet événement public fait partie de nous.

Effectuez ce test : pensez à la destruction des Twin Towers. Il vous sera sans doute impossible de ne pas vous rappeler, en même temps, l'horreur que vous avez ressentie.

J'ai interviewé des dizaines de personnes, aux États-Unis et à l'étranger, leur demandant leurs souvenirs du 11-Septembre 2001. Voici quelques-uns de leurs témoignages.

Joel Conarroe, écrivain et éducateur, vivait à Greenwich Village, tout près du lieu de la tragédie :

— J'étais sur la terrasse de mon immeuble quand un avion volant à trop basse altitude a heurté la première tour. J'ai vu le second avion percuter cette tour. Les gens étaient penchés aux balcons, sur les terrasses, partout, et quand le premier immeuble s'est écroulé, nous avons tous crié. J'ai encore dans la tête ce chœur lugubre. Quand je suis finalement sorti de chez moi, il y avait une queue d'un kilomètre devant le Saint-Vincent Hospital : des gens qui attendaient pour donner leur sang.

Ellyn Polshek, avocate, n'a rien oublié :

— J'étais sur mon tapis roulant à faire de l'exercice tout en regardant les nouvelles sur CNN. Une journaliste a annoncé qu'un avion venait de heurter une des Twin Towers. Elle a parlé d'un « pépin ». J'ai vu à l'antenne la tour en flammes. Puis un autre avion. J'ai tout de suite pensé : « Les autorités ont fait vite, elles envoient un avion pour inspecter les dégâts. » Il est passé derrière la tour, et puis il y a eu une sorte d'éclair… Un ouvrier qui travaillait dans mon appartement regardait les images avec moi. Il ne cessait de dire : « C'est la troisième guerre mondiale ! » Je me souviens des docteurs qui faisaient le tri devant le

Saint-Vincent Hospital. Ils sont restés là presque toute la journée.

Mary Willis, une écrivaine new-yorkaise, se rappelle :

— J'étais dans la cuisine et ma sœur m'a téléphoné pour me dire : « Regarde la télé ! » J'ai allumé le poste au moment où le second avion a percuté la tour. Je suis immédiatement descendue à la Croix-Rouge pour donner mon sang – dont, bien sûr, ils n'avaient pas besoin. Mais personne ne le savait.

L'historienne Ina Caro garde à l'esprit des images devenues indélébiles :

— Le lendemain du 11-Septembre, mon mari et moi avons pénétré sur les lieux de la catastrophe. Nous nous sommes arrêtés sur une sorte de plate-forme. Je n'oublierai jamais les trois poutrelles en acier qui avaient atterri là. On aurait dit des croix. Des ouvriers et des policiers étaient à genoux et priaient.

Pourquoi les souvenirs flashes demeurent-ils aussi vivaces, et d'une façon aussi imagée ?

D'une part, et tout simplement, à cause de leur contexte émotionnel : de même que pour les événements personnels exceptionnels, l'amygdale, le médiateur émotionnel du cerveau, travaille à plein, creusant un profond sillon. Mais aussi, et c'est là le point essentiel, parce que nous les ressassons sans cesse.

C'est d'ailleurs ce que les spécialistes de la mémoire répètent constamment : pour qu'un souvenir soit ancré dans le cerveau, il faut le rabâcher, l'associer à d'autres idées, le disséquer, le rapprocher de nos cinq sens. Pour les souvenirs flashes, les cinq sens interviennent à la puissance x. Nous ne pouvons faire autrement : on y pense, on en rêve, on les commente entre amis, on les revit à chaque anniversaire.

Des études récentes ont montré que les souvenirs flashes sont fixés dans la mémoire avec la même intensité que les événements, qu'ils soient d'ordre public ou privé. Dans les deux cas, ils sont encodés par leur répétition continuelle et par leur charge émotionnelle.

Ce qui explique pourquoi ces souvenirs ne sont pas affectés par l'âge. Quand j'ai demandé autour de moi ce que les gens faisaient quand ils ont appris les attaques contre les Twin Towers, les réponses des « vieillards » de quatre-vingts ans et des « jeunes » de quarante ans se sont révélées aussi précises les unes que les autres.

Katie Popper, auteur de livres de cuisine, se souvient :

— J'avais pris le bus n° 10 pour me rendre chez le coiffeur. Le chauffeur a annoncé qu'il s'était passé quelque chose de grave en bas de la ville et que nous serions déviés. Sans savoir de quoi il retournait, j'ai pensé que c'était horrible et qu'il fallait que j'achète des provisions. Je suis descendue du bus, j'ai rempli deux grands cabas dans un supermarché et essayé de trouver un taxi pour rentrer chez moi. Aucun taxi à l'horizon. Ni bus ni métro, aucun moyen de transport ne circulait. Seulement une horde de gens qui refluaient depuis le bas de la ville.

Katie Popper a quatre-vingt-treize ans.

En fait, ce qui compte toujours et surtout dans les souvenirs flashes, c'est leur charge émotionnelle. Dans ce domaine, au moins, les sentiments sont plus forts que l'âge.

Ce qui explique que les habitants d'autres pays, comme Giorgio Marchetti que j'ai déjà cité, ou l'auteur-compositeur Elmer Schönberger d'Amsterdam, dont le témoignage suit, aient des souvenirs flashes aussi puissants. Pourtant, les Twin Towers étaient loin de leur domicile.

— Je travaillais chez moi, raconte Schönberger. Ce soir-là, je devais assister au Concertgebouw à un concert formidable : on donnait *De Staat,* de Louis Andriessen, à mes yeux l'œuvre hollandaise la plus importante de ces cinquante dernières années. Quand je travaille à la maison, le monde extérieur cesse d'exister. Pourquoi ai-je allumé la télévision cet après-midi-là ? Je l'ignore. Je sais seulement qu'à partir du moment où j'ai vu l'attaque contre la seconde tour, je suis resté scotché devant mon poste. Du coup, pour moi maintenant *De Staat* est l'œuvre que je n'ai pas écoutée le soir du 11-Septembre.

Manuel Montesinos, un directeur de fondation à Madrid, se souvient à son tour :

— Je suis rentré déjeuner à la maison vers quatorze heures trente. Je me suis versé un verre de bon vin rouge et j'ai aidé à mettre le couvert. Juste avant de passer à table, j'ai allumé la télévision. Ils rediffusaient les images de la première attaque. On ignorait qui l'avait commanditée. Mais comme il y a aux États-Unis de grands moments de violence dus à des détraqués, j'ai pensé à une tentative de suicide.

Un autre drame ne suscite pas autant de souvenirs flashes de la part de mes amis étrangers : l'assassinat du président Kennedy. Mais, bien sûr, ce n'est pas le cas de la majorité des Américains que j'ai interviewés. Eux ont plein de choses à raconter dessus, même s'ils ont plus de soixante ans et se plaignent souvent de leurs pertes de mémoire. À dire vrai, on pourrait écrire une pièce de théâtre, la mettre en scène, dessiner les décors et les costumes rien qu'en utilisant la richesse de leurs souvenirs.

L'adrénaline a dû couler à flots quand des jeunes d'alors ont appris l'assassinat du président Kennedy, comme en témoigne l'intensité de leurs émotions.

— J'étais au lycée et j'attendais d'entrer en classe, se remémore Betsy Burton, qui possède aujourd'hui une librairie à Salt Lake City. Soudain, un haut-parleur a diffusé la nouvelle et on a demandé à tous les élèves de se rendre dans l'auditorium. Un grand silence s'est fait, puis nous nous sommes tous dirigés très lentement vers l'auditorium. On murmurait à peine. Je vois encore précisément les visages de mes camarades, comme s'ils se projetaient sur un écran. Le proviseur nous a expliqué ce qui s'était passé. Je peux rejouer cette scène comme si elle avait été tournée en Technicolor.

Katie Moffitt fait de la poterie à Princeton. Ses souvenirs sont aussi nets :

— J'étais en classe d'anglais. Le proviseur est entré et a baissé les stores. Nous sommes retournés à la maison de bonne heure. Ma mère a fait cuire des pâtes et les a versées dans l'évier car elle avait oublié de sortir la passoire. Elle ne savait plus ce qu'elle faisait. Elle pleurait.

Voyons les choses de plus près. Moffitt a maintenant cinquante-huit ans. Elle en avait quatorze à l'époque. Depuis quarante-quatre ans, elle garde à l'esprit le geste du proviseur qui a baissé les stores, l'oubli de la passoire, les pâtes qui bouchaient l'évier.

Songez également à ceci : si vous êtes assez âgé pour vous souvenir de 1963, de quel autre événement de cette même année vous souvenez-vous ? Ou de 2001 ?

Voici une caractéristique des souvenirs flashes : ils nous confirment que notre mémoire est fidèle.

Jeremy Pikser, un scénariste de New York, se rappelle l'assassinat du président Kennedy avec une précision toute cinématographique :

— Je collaborais avec d'autres élèves du lycée à la décoration du gymnase pour le bal de Thanksgiving. Quelqu'un a annoncé avoir entendu dire que le Président avait été abattu. Je suis allé au secrétariat, où on m'a confirmé la nouvelle mais en précisant qu'il était vivant. Comme on ne savait pas quoi faire, on a continué la décoration jusqu'à ce qu'on apprenne qu'il était mort. Le président de l'association des élèves a pensé qu'il était inutile d'annuler le bal. Tout le monde a trouvé qu'il avait perdu la tête. En rentrant à la maison, je suis passé devant le jardin d'une jolie rousse. Elle venait du Sud et détestait JFK. Mais elle a été très émue quand je lui ai annoncé sa mort. Je ne l'aimais pas beaucoup – je ne le trouvais pas assez à gauche –, mais j'ai presque pleuré en la mettant au courant.

Il a ajouté à son récit :

— Je ne sais pas à quel point tout ça est exact. Mais ce que je trouve intéressant, c'est que, vrai ou faux, je m'en souvienne aussi clairement.

Voilà qui est pour moi aussi intéressant : de toutes les personnes que j'ai interrogées, Pikser a été la seule à suggérer que sa mémoire n'était pas parfaite.

Nous avons tendance à conserver nos souvenirs flashes sous cloche. Nous croyons dur comme fer que ces souvenirs sont cent pour cent exacts. Si vous contestez la façon dont je parle d'un livre que j'ai lu la semaine dernière, j'avouerai : « Oh, vous savez, j'ai la mémoire en compote ! » Mais si vous mettez en doute la façon dont j'ai appris l'assassinat de Kennedy, je vous répliquerai : « Vous n'étiez pas avec moi, alors bouclez-la ! »

En fait les souvenirs flashes sont loin d'être parfaits. Ils sont seulement un peu plus exacts que les autres souvenirs. Les chercheurs ont donc voulu savoir pourquoi nous y croyons avec cette force.

En partie à cause de l'énorme charge émotionnelle qui y est attachée. Nous protégeons notre investissement ! Mais il existe un autre élément : le souvenir de cet événement crucial peut être déformé par ce qui a suivi immédiatement.

Un exemple : une femme m'a affirmé qu'elle était chez elle, dans son lit, victime d'une migraine, quand elle a entendu à la radio qu'on avait tiré sur Kennedy. Mais son mari a insisté pour me dire qu'ils se tenaient alors tous les deux dans la cuisine, qu'elle était de plus en plus bouleversée par les bulletins d'information et que finalement elle était allée s'allonger. Lui était parti pour son bureau, et en rentrant elle était toujours couchée.

Cette femme avait sans doute – le doute existe – confondu le moment où elle avait entendu la nouvelle avec ce qui avait suivi. En ressassant ce souvenir au fil des ans, elle avait surtout enregistré les heures qu'elle avait passées seule, totalement bouleversée.

En prenant de l'âge, nous avons tendance à commettre ce genre d'erreur (si c'est une erreur : après tout, c'est peut-être le mari qui a tout faux), à force de répéter la même histoire. Récupérer un souvenir, le reclasser en mémoire, et cela des centaines de fois dans une vie, n'est pas neutre. Ces va-et-vient laissent des traces.

Aussi, si vous avez des amis qui étaient à vos côtés au moment du choc et qui ont une autre version des faits, inutile de vous bagarrer avec eux : ils ont peut-être raison. Mais peut-être seulement !

Voici maintenant les circonstances dans lesquelles j'ai entendu que JFK avait été abattu. Et, je le jure, c'est la vérité, rien que la vérité, toute la vérité !

Je faisais une tournée de librairies pour le lancement de mon premier livre, un ouvrage voué à l'oubli, et j'attendais dans les coulisses d'une station de télévision de Los Angeles. On était le 22 novembre 1963 et je devais passer dans l'émission d'Art Linkletter, un célèbre animateur de l'époque.

J'étais en avance, il n'était pas encore arrivé. Les spectateurs étaient assis dans le studio. J'ai jeté un coup d'œil à travers le rideau de scène : la salle était bondée. Un technicien a soudain regardé un écran témoin et poussé un cri. Toutes les personnes présentes dans les coulisses ont vu l'horrible événement.

Quand Art Linkletter a fait son entrée, le producteur de l'émission l'a pris à part. Je l'ai entendu dire : « On va quand même faire l'émission ! »

Un des assistants du présentateur est allé chauffer la salle. J'ai entendu un cri, et j'ai cru qu'il leur avait appris la nouvelle. En fait, il venait seulement d'annoncer le nom du vainqueur de la tombola.

Linkletter est alors venu sur le devant de la scène et a annoncé aux spectateurs ce qui venait de se passer. Un grand soupir a suivi. Puis un profond silence et l'émission a démarré.

Plus tard, je me suis demandé pourquoi je n'étais pas partie. Pourquoi les autres invités étaient également restés. Sans doute qu'en pareilles circonstances on ne sait pas quoi faire. Et qu'il est plus rassurant de continuer comme si de rien n'était.

Pourquoi cette phrase : « Le spectacle doit continuer » ? J'ai fini par poser la question à un directeur de théâtre. Sa réponse ? « Sinon, il faut rembourser les places. » C'est vrai que l'argent est le nerf de la guerre !

Voici à présent la suite de ma journée.

Mon mari m'a rejointe à Los Angeles, et le lendemain nous sommes allés ensemble à Las Vegas, où j'avais plusieurs entretiens à réaliser. En signe de deuil, les jeux ne devaient commencer qu'à minuit une. Les casinos étaient fermés à clé. Les tables de jeu, les machines à sous étaient drapées d'un feutre vert. Vers onze heures du soir, les gens ont commencé à se masser à l'entrée des casinos. La foule a grossi très vite.

À minuit une, les portes se sont ouvertes et les joueurs se sont précipités à l'intérieur avec un bruit de troupeau d'éléphants. On aurait dit qu'on distribuait des pièces d'or ! Je les vois encore. J'entends encore les croupiers dire : « Du calme ! Du calme ! »

Pour conclure, voici le souvenir flash d'une femme qui a tenu à conserver l'anonymat. Parmi toutes les personnes que j'ai interrogées, elle est la seule à m'avoir fourni la preuve de ses dires.

— Mes parents n'étaient pas là, mon jeune frère était à l'école et j'avais séché mes cours pour être avec mon petit ami. Nous sommes restés toute la matinée dans ma chambre à nous peloter comme des malades. On n'avait donc aucune idée de ce qui se passait dans le monde.

» L'école s'est terminée plus tôt ce jour-là. Mon frère est rentré sans qu'on s'en aperçoive. Soudain il y a eu un flash. Ce petit morveux nous avait pris en photo. Il nous a crié : “Espèces de dégueulasses !

Regardez donc la télé !" Et il est sorti de la maison en courant. On s'est ressaisis et on a allumé le poste au moment où Walter Cronkite annonçait : "Le président Kennedy est mort à…" Il a enlevé ses lunettes, regardé la pendule : il était midi et quelques. Je le vois encore très bien en train d'ôter ses lunettes et de les remettre en essayant de ne pas pleurer…

» Mon frère n'a jamais cafté à mes parents. J'en étais sûre. Il était sympa, même si à l'époque on se bagarrait sans arrêt. Mais pendant des années, je l'ai supplié en vain de me donner la photo. Enfin, presque dix ans plus tard, quand je me suis fiancée, il l'a emballée et me l'a offerte comme cadeau de fiançailles.

Quel souvenir flash ! Non ?

16

Vue d'ensemble : « Comment ça m'est arrivé, Mr Darwin ? »

Et voilà ! La nature est bonne mère pour ceux qui sont en âge de se reproduire et marâtre – enfin, plutôt indifférente – envers les autres.

En un sens, je la préfère marâtre. L'indifférence, c'est tellement insultant ! Mais je comprends son indifférence. Étant donné que tous ses efforts tendent vers la reproduction, pourquoi se montrerait-elle bienveillante quand nous ne servons plus à rien ?

D'où son attitude.

J'en parlais au Dr William Jagust, un neurologue, et à son chat. Celui-ci se nomme Teddy. Il s'était blotti à mes pieds pendant un moment, puis avait sauté sur la table basse près de mon magnétophone et n'avait plus bougé, écoutant attentivement tout ce qui se disait. Bien que je sois plutôt attirée par les chiens, Teddy avait l'air si heureux que ça m'a mise de bonne humeur moi aussi.

— Connaissez-vous l'expression *substance ambivalente* ?

Le Dr Jagust a le ton mondain qu'il pourrait prendre pour me demander si je connais tel restaurant branché de Manhattan.

— C'est un concept très simple malgré son nom, me répond-il. Un gène peut être bénéfique à un stade de la vie et nocif plus tard – sans que ce soit important. Prenez par exemple la testostérone. Elle est excellente pour les hommes : elle les rend plus forts, les fait courir plus vite, améliore leurs qualités reproductrices. Cependant, à long terme, elle risque de leur faire avoir un cancer de la prostate. Au vu de l'évolution de l'espèce, ça n'a pas d'importance, s'ils sont malades à cinquante ou soixante ans : il y a belle lurette qu'ils ont procréé ! Voilà donc ce qu'est une substance ambivalente. Bien des choses qui nous arrivent en vieillissant sont une manifestation des fonctions qui importaient au début de la vie mais ne comptent plus avec l'âge.

Certains mystères de la mémoire prennent une autre dimension en termes d'évolution de l'espèce. Plus précisément : pourquoi certaines formes de mémoire résistent mieux que d'autres.

Nous connaissons le point de vue biologique : les lobes frontaux rétrécissent, les connexions entre neurones diminuent en force et en nombre, etc. Mais qu'en est-il en termes d'évolution ? La survie de l'espèce en tire-t-elle un quelconque avantage ? Je vous le demande, Mr Darwin.

Autre mystère, les noms. Pourquoi les oublie-t-on ? Au premier chapitre, nous avons passé en revue les différentes raisons – entre autres, parce qu'ils ne veulent rien dire. Mais en termes d'évolution ?

Dans *Histoires comme ça*, une série de nouvelles que Rudyard Kipling a écrites pour sa fille en 1902 et qui a fait les délices de quatre générations d'enfants anglais et américains, le célèbre romancier répond à un tas de questions : Pourquoi les léopards ont-ils des taches ? Pourquoi les hippopotames ont-ils la peau épaisse ? Pourquoi les éléphants ont-ils un nez aussi long ? (Parce qu'il y a très longtemps, un bébé éléphant s'est éloigné de sa maison et trop approché du bord de la rivière ; un crocodile lui a attrapé le nez et a tiré, tiré, tiré…)

En fait, les explications de Kipling ne coulent pas de source. Si les théories de Darwin s'appuient sur des preuves solides, certains spécialistes n'ont pas envie de jouer aux devinettes.

Le Dr Ian Tattersall est le conservateur de la section d'anthropologie du Museum of Natural History de New York et l'auteur de nombreux livres sur l'évolution, comme *The Fossil Trail* : *How We Know What We Think We Know about Human Evolution (La Piste des fossiles : comment nous savons ce que nous pensons savoir sur l'évolution humaine).*

Quand je lui ai demandé de considérer les pertes de mémoire à travers le prisme du darwinisme, il a refusé :

— Un tas de choses arrivent par hasard et par inertie. Mais nous sommes une espèce qui aime se raconter des histoires. Nous adorons en écouter et il y a une foule de gens qui sont prêts à en fournir. On a canonisé Darwin, on l'a surgelé, et il aurait détesté ça. Tout acquis scientifique est temporaire.

C'est vrai qu'on a envie d'avoir des explications sur tout. Et des explications définitives.

Cela dit, les scientifiques, quand ils avancent leurs théories, aiment à s'entourer de précautions oratoires. Ils font précéder leurs phrases par des « je crois », des « à mon avis » ou des « il est possible ». Je n'ai pas cessé de m'en apercevoir lors de mes nombreux entretiens.

Revenons-en à la bonne vieille substance ambivalente et aux explications du Dr Jagust :

— Ce qui nous arrive en vieillissant est *probablement* une manifestation des fonctions qui étaient importantes au début de la vie et ne se justifient pas ensuite. Il est *probable* que ça marche ainsi pour la mémoire.

Prenez par exemple le premier mystère que j'évoquais : pourquoi certaines formes de mémoire durent-elles plus longtemps que d'autres ?

La mémoire procédurale, qui couvre les savoir-faire automatisés (comme vous vous en souvenez), la mémoire sémantique, qui est l'ensemble des connaissances hors de leur contexte d'acquisition, la mémoire épisodique, qui traite les événements que nous avons vécus, sont toutes trois au faîte de leur puissance quand nous sommes de jeunes adultes. Et pour cause. Nos parents ne veillent plus sur nous. Nous devons nous occuper de nos enfants. Nous devons nous rappeler comment lacer nos chaussures (mémoire procédurale), ce que sont nos chaussures (mémoire sémantique), mais aussi si elles ont besoin d'être ressemelées, quelle pointure acheter pour nos enfants, et où nous avons balancé nos godasses le veille au soir en rentrant (mémoire épisodique).

Les années passent. La mémoire procédurale reste intacte. La mémoire sémantique tient bien le coup (vous pouvez oublier comment s'appelle la salade que vous aimez avoir dans votre assiette, mais vous savez ce qu'est de la roquette).

La mémoire épisodique, elle, commence à s'essouffler. Pourquoi ? Parce que les mémoires procédurale et sémantique se sont fixées à force de répétitions. Aussi, en termes de pure survie, il importe peu de se rappeler où vous êtes allé marcher la veille, qui vous avez rencontré et ce dont vous avez parlé. L'important, c'est de ne pas oublier ce qu'est la marche et comment on marche.

Nous n'avons plus besoin de toute notre mémoire épisodique. Ça serait agréable de la conserver intacte, la perdre nous exaspère, mais elle n'est pas vitale.

Envisageons un autre mystère, celui des noms. Pourquoi nous échappent-ils ? Mais, dans la perspective de l'évolution, pourquoi en serait-il autrement ? Pourquoi s'attendre qu'on s'en souvienne ? Vu le nombre de noms que nous enregistrons au cours d'une journée – chez soi, au bureau, dans la rue, à la télévision, dans les journaux, etc. Quotidiennement, nous rencontrons plus de gens que nos ancêtres dans toute leur vie. Et c'était il n'y a pas si longtemps.

Dans ce sens, on pourrait dire que l'évolution n'est pas en phase avec le monde moderne. Nous ne cessons de progresser. Et si nous ne nous faisons pas exploser avant, nous continuerons.

Petite parenthèse pour préciser ce que je veux dire par « il n'y a pas si longtemps ». La planète Terre aurait quatre milliards et demi d'années, selon les géologues, qui sont arrivés à ce chiffre en disséquant des roches atome par atome. Ce qui revient à évaluer l'âge d'un arbre en comptant ses cernes.

La vie sur terre, sous forme de microbes unicellulaires au fond de la mer, serait apparue entre deux milliards et demi et quatre milliards d'années.

Les humanoïdes (par opposition aux anthropoïdes – les singes et leurs semblables) auraient émergé entre un et deux millions d'années.

Nous – *homo sapiens* – aurions émergé entre cent mille et quarante mille ans. C'est tout.

Comme vous le voyez, on n'est pas là depuis si longtemps. Mais depuis que nous avons débarqué, nous avons bougé vite. Et depuis que nous avons inventé la technique, le tempo s'est accéléré.

Un exemple à vous donner le vertige, présenté par l'inventeur et informaticien Ray Kurzweil dans son livre *The Age of Spiritual Machines (L'Ère des machines spirituelles) :*

> *« Les ordinateurs sont cent millions de fois plus puissants pour le même coût qu'il y a cinquante ans. Si l'industrie automobile avait fait les mêmes progrès en un demi-siècle, une voiture coûterait un centième d'euro et serait plus rapide que la vitesse de la lumière. »*

Fin de la parenthèse.

— Au regard de l'évolution, ai-je dit au Dr Jagust, je comprends que, passé l'âge d'avoir des enfants, le corps se dégrade. Ça ne me plaît pas, mais j'admets que les muscles se relâchent, les ovaires rétrécissent, le sperme perde sa vigueur. Mais pourquoi la mémoire serait-elle atteinte ?

— Les pertes normales de mémoire dues à l'âge sont plutôt bénignes. Dans la plupart des cas, il n'y a pas de handicap grave.

Mais c'est déjà trop, non ?

Je pense soudain à la complainte de Tévié, l'adorable laitier du *Violon sur le toit*. Il en appelle à Dieu, qui a créé un trop grand nombre de pauvres gens. Bien sûr, se rend-il compte, ce n'est pas honteux d'être pauvre, mais ce n'est pas honorifique non plus. Où serait le mal, si Dieu s'était arrangé pour qu'il dispose d'une modeste fortune ?

Avec mes excuses à Tévié, on pourrait dire à Dame Nature : Je me rends compte que vous avez fait des tas de gens qui ont le mot sur le bout de la langue, et ce n'est pas une honte d'en faire partie. Mais en vérité, ça n'est pas folichon non plus. Alors, où serait le mal si vous vous arrangiez pour que je me rappelle où j'ai mis mes foutues lunettes ?

Et elle me répondrait : ça ne serait pas rentable.

Biologiquement parlant, notre corps est un amas de concurrents à couteaux tirés. Des milliards et des milliards de cellules y rivalisent pour survivre. Les spécialistes de l'évolution parlent de processus métaboliques qui sont « coûteux » à entretenir et de facultés qui doivent « contribuer par leur écot » à favoriser la reproduction. Si certains processus sont trop chers et cessent d'être rentables (ils ne contribuent pas suffisamment à la reproduction), ils sont éliminés.

C'est la sélection naturelle. J'appelle ça du « capitalisme cellulaire ».

Le cerveau est un organe super-cher et dont l'entretien est hors de prix, surtout en ce qui concerne les lobes frontaux. Comme nous l'avons vu, ils sont essentiels pour le fonctionnement de la mémoire épisodique, mais celle-ci ne nous est pas indispensable ! Inutile d'avoir fait Polytechnique pour comprendre le manque de rentabilité.

— Les lobes frontaux sont probablement la dernière partie du cerveau à se développer et la première à partir, remarque le Dr Jagust. Dernier embauché, premier viré ! Pourquoi sont-ils les premiers à partir ?

J'avoue ne pas le savoir. (Vous entendez souvent un docteur avouer son ignorance ?) Mais il doit exister des raisons valables. Ils reçoivent une grande quantité d'influx des autres régions du cerveau, ils consomment beaucoup de sang et d'oxygène, ils sont chers à entretenir en termes de métabolisme. Vu les bénéfices qu'en retire l'espèce humaine, il n'est pas rentable de les faire fonctionner à plein rendement.

— Mais si le but du jeu est d'optimiser nos fonctions reproductrices, un enfant n'aurait-il pas plus de chances d'atteindre l'âge de procréer s'il disposait de la mémoire de ses grands-parents en plus de celle de ses parents ?

— Cet argument a un nom : il s'appelle la « théorie du grand-père », rétorque le Dr Jagust.

Alors que je me croyais super-intelligente, voilà que je ne faisais qu'enfoncer des portes ouvertes ! Pauvre de moi !

— Oui, c'est une des théories militant pour que les personnes âgées profitent d'une bonne santé aussi longtemps que possible. Mais il faut faire attention. Je ne sais pas jusqu'à quel âge moyen nos lointains ancêtres vivaient, mais je dirais trente ou quarante ans. On pouvait être grand-père à trente-cinq ans.

Donc, bien avant que notre mémoire épisodique nous joue des tours.

Pour dire les choses crûment : *Nous ne sommes pas programmés pour vivre vieux.*

Alors, pourquoi on y arrive ?

Terrence Deacon a une théorie intéressante. Disons plutôt qu'il l'appelle une « folle hypothèse » :

— La façon classique de prolonger la vie d'un mammifère est de réduire son régime alimentaire. (Le régime dont il parle est un régime de restriction calorique, vous vous souvenez comme il était appétissant !) Nous, les humains, ne suivons pas ce régime. Pourquoi donc vivons-nous si vieux ? À mon âge (cinquante-sept ans), les gorilles et les chimpanzés sont si sénescents qu'ils ne peuvent plus combattre les maladies : leur métabolisme est terriblement affaibli, leur cognition très atteinte. Pourquoi vieillissons-nous beaucoup plus lentement et vivons-nous encore plus de vingt ou trente ans que les autres espèces ayant notre taille et certains de nos traits métaboliques ? C'est encore un mystère. Mais j'ai une hypothèse.

» Cela doit avoir un rapport avec nos gros cerveaux et toute l'énergie métabolique qu'ils consomment. Intérieurement, notre système *pense* que s'il est restreint en calories, c'est la faute du cerveau qui absorbe une trop grande part d'énergie. Nos gros cerveaux ont fait croire à nos corps qu'ils devaient vieillir lentement pour préserver l'énergie.

» D'autres espèces ayant de gros cerveaux par rapport à leur corps ont les mêmes caractéristiques, continue le Dr Deacon en regardant le petit chien appelé Chelsea qui est couché à ses pieds. J'avais précédemment Max, un gros labrador noir. Il est mort à quinze ans, ce qui est raisonnable pour un gros chien. Chelsea vivra sans doute jusqu'à dix-huit ou dix-neuf ans. Les petits chiens vivent plus longtemps que les grands. Et les plus gros chiens vivent le moins longtemps.

Vous le saviez ? Pas moi.

— Et les petits chiens ont proportionnellement de plus gros cerveaux ? je demande, car je pige vite.

— Bien plus gros.

— Ce qui veut dire qu'un cerveau anormalement gros par rapport à la taille du corps imite le régime à restriction calorique ?

— C'est ce que prétend ma folle hypothèse. Le vieillissement n'est qu'un épiphénomène. Et il perdure parce que nos gros cerveaux perdurent. Un cadeau vieux comme Mathusalem.

Un « cadeau » ! Ce ne serait donc pas l'évolution qui nous aurait fourni de gros cerveaux afin que nous vivions particulièrement longtemps. Au contraire, ce serait un effet secondaire de nos gros cerveaux, de nous permettre d'avoir de longues vies.

Quel cadeau !

On a beau avoir de gros cerveaux, nos mémoires – mais ai-je besoin de vous le dire ? – sont peu fiables. Deux écoles tentent de l'expliquer.

Pour l'une, dame Nature aurait pu mieux faire. Cette théorie est partagée par des futurologues qui espèrent améliorer notre corps. Du fond de leurs laboratoires, ils rêvent de construire des robots qui feront ce que fait la mémoire humaine, mais en mieux. Beaucoup mieux.

L'autre école soutient qu'il y a une raison derrière la folie de dame Nature : il faut accepter quelques imperfections en échange des bons et loyaux services de notre mémoire.

Le philosophe Daniel C. Dennett a écrit dans son livre *Breaking the Spell* :

« Le système contient ses propres défauts. Pendant tout le temps de l'évolution, il a été formé à se souvenir de certaines choses plutôt que d'autres. Il les

filtre pour définir ce qui est vital et éliminer ce qui ne l'est pas après un seul rappel.»

Ce qui me va parfaitement quand j'oublie où se trouve la mer d'Okhotsk (quelque part dans le Pacifique), mais pas du tout quand j'oublie où est mon portefeuille.

Daniel L. Schacter va encore plus loin dans son livre *Science de la mémoire : oublier et se souvenir*, lorsqu'il remarque que les défauts de la mémoire peuvent présenter des avantages :

« C'est rageant, quand on opère en mode automatique, de poser un livre ou son portefeuille dans un lieu inhabituel et de ne plus se rappeler où. Mais supposons que, au moment où vous avez égaré cet objet, vous pensiez à la façon d'alléger les dépenses de votre business et qu'une idée géniale vous soit venue qui vous a économisé une fortune... Quand nous accomplissons des tâches routinières automatiquement, nous sommes libres de concentrer notre attention sur des choses plus importantes. Comme nous opérons ainsi quotidiennement, une petite distraction occasionnelle n'est pas un prix exorbitant à payer. »

En lisant ces lignes, je me suis demandé : le jeu en vaut-il vraiment la chandelle ?

D'où cette question que j'ai posée au Dr Schacter : Le fait d'oublier ce que nous oublions est-il une preuve de l'efficacité du système ?

— Absolument. Le système est conçu pour que ce qui est primordial ait le plus de chances d'être emmagasiné et récupéré. Tout dépend de ce que la mémoire doit être. Pour moi, elle est plus tournée vers l'avenir que vers le passé.

Cette dernière phrase m'a semblé si importante que j'ai prié le bon docteur de la développer.

— Je crois que nous ne nous attachons pas au passé par souci de vague confort, mais pour nous aider à anticiper sur ce qui va nous arriver. De ce point de vue, il est important de s'accrocher à l'*essence* d'un événement, d'en extraire les éléments principaux qui sont récurrents, et tant pis si la mémoire ne retient pas les détails. La mémoire épisodique nous aide surtout à planifier, réfléchir, simuler – un mot que j'aime utiliser – les possibilités futures. Je pense que c'est une des raisons essentielles pour lesquelles nous avons une mémoire.

Daniel Dennett voit en notre capacité d'anticiper sur l'avenir un des exploits suprêmes de l'espèce humaine. Pour lui, il s'agit de pronostics à l'échelle mondiale, comme les prévisions météorologiques, les crises économiques, l'état des réserves de pétrole.

Mais c'est également un exploit à l'échelle individuelle, qui repose pour une grande part sur la mémoire. Je le répète : nous planifions l'avenir car nous nous souvenons du passé.

Sur ce lien entre passé et avenir, le Dr Schacter m'a donné un exemple édifiant. En compagnie du psychologue canadien Endel Tulving, il a interrogé un patient souffrant d'une amnésie intense, un homme qui ne se souvenait pas de son passé. Il lui a demandé ses projets pour le lendemain.

— Il m'a regardé avec des yeux ronds et n'a rien répondu. Incapable de me fournir le moindre renseignement. Bien sûr, vous me direz que les amnésiques, s'ils ne se rappellent pas le passé, peuvent penser à l'avenir. Mais ça signifie quoi, penser à ce qu'on va faire demain ? Vous devez en partie vous référer à vos expériences récentes – ce que vous avez fait, ce que vous comptez faire. En vous rappelant le passé, vous pouvez songer au lendemain, à la semaine suivante, à l'année à venir.

Ce qui nous ramène à la question centrale : si la mémoire épisodique nous est indispensable, pourquoi est-elle défaillante avec l'âge ?

Et la réponse centrale nous est donnée par le Dr Schacter :

— Les événements qui se déroulent dans la seconde partie de la vie sont moins affectés par les obligations de l'évolution que ce qui se passe avant l'âge de la procréation.

On en arrive donc à la même conclusion : nous n'étions pas programmés pour vivre aussi vieux.

Mais notez bien ceci : le noyau dur tient bon. Le système est efficace – même si les pertes de mémoire sont irritantes, il continue à fonctionner pour l'essentiel.

Les accidents arrivent. Nous en sommes les preuves vivantes. Nous évoluons au gré du hasard, selon un processus qui rappelle le palimpseste du Dr Deacon, où les différentes couches de mémoire se superposent. Un processus où l'humanité améliore sa capacité à mettre au monde des enfants et à les élever jusqu'à ce que ceux-ci puissent, à leur tour, procréer. En chemin, il y a des maladresses, des mauvais virages, des faux départs, des hasards purs et simples. Les mutations biologiques surviennent sans raison apparente, la mémoire fait des erreurs stupides (certains spécialistes de la cognition les appellent des erreurs intelligentes, ce qui est réjouissant), les gènes *partent à l'aventure*.

Une expression que j'ai entendue pour la première fois dans la bouche du Dr Deacon :

— En voici un exemple. Vous et moi avons besoin de vitamine C et nous la trouvons dans les fruits. Parce que nous sommes des primates. La plupart des autres mammifères fabriquent leur propre vitamine C. Ils le font parce que c'est une molécule essentielle pour se protéger contre les dommages de l'oxydation.

» En 1994, un groupe de savants japonais a publié un article où ils identifiaient le gène permettant au rat de produire sa propre vitamine C. Puis ils ont utilisé ce gène pour trouver son homologue – son cousin, en termes d'évolution – dans d'autres espèces. Ils ont découvert, à leur grande surprise, que nous possédons un gène capable de produire une *pseudo*-vitamine C, mais que celui-ci a été neutralisé.

» Cela s'est passé il y a trente-cinq millions d'années, quand nos ancêtres, singes et primates, ont commencé à manger des fruits contenant de la vitamine C. Comme cette vitamine était facilement disponible, le gène n'avait plus sa raison d'être. Il est donc parti à l'aventure. Cette notion d'aventure est caractéristique de ce qui arrive quand la sélection naturelle cesse, comme lorsque nous avons obtenu notre vitamine C de l'*extérieur*. Et c'est ainsi qu'on finit par obtenir un pseudo-gène.

De l'extérieur ! Voilà qui m'a fait dresser les cheveux sur la tête ! Sans pourtant m'obliger à mettre des bigoudis.

Quand, au milieu de mes mots croisés, je suis plantée, je crie au secours et fonce sur Google. Ce qui veut dire que je cherche une réponse de l'*extérieur*. (J'ai l'impression de tricher.)

Voici donc ma question : Est-il possible qu'un jour très lointain les cellules du cerveau *partent à l'aventure*, se perdent, deviennent des pseudo-cellules ? Tout ça parce que nos descendants puiseraient leur mémoire à l'*extérieur* ?

Les futurologues planchent sur ce problème, comme nous allons le voir.

17

Au-delà de la génération Botox : la mémoire et l'avenir

À l'âge de pierre de la technologie, vers les années 70, l'écrivain et futurologue Alvin Toffler avait prédit qu'en l'an 2000 on travaillerait moins. On se reposerait plus, on lézarderait dans des hamacs en se demandant comment occuper nos immenses loisirs.

Pas formidable, comme prédiction ! En fait, on a eu la mondialisation. La concurrence s'est accélérée. Les gens ont stressé un maximum, dormi plus mal, et eu l'impression d'avoir à courir deux fois plus vite pour faire du surplace.

C'est venu d'où ? La course à l'échalote va-t-elle ralentir ou au contraire accélérer ? Voici un début de réponse : en l'année 1970, un sondage auprès des étudiants d'université de première année montrait qu'ils désiraient « acquérir les connaissances pour mener une vie ayant un sens ». En 2005, le même sondage a établi que les étudiants voulaient en tout premier lieu « gagner beaucoup d'argent ».

Ce qu'on appelle un changement à vue !

— Je m'entretiens avec de nombreux baby-boomers, me dit Adam Gazzaley, neurologue. Ils tiennent à rester dans le coup le plus longtemps possible. À soixante ans, certains ont envie de continuer à travailler, à demeurer compétitifs. En concurrence avec des jeunes de trente ans, ils doivent entretenir leur cerveau.

Pas évident, quand on a du mal à mener plusieurs tâches à la fois, de se souvenir des noms des nouvelles têtes au bureau, de retrouver les notes prises pendant la réunion de la veille. D'ailleurs, à quoi bon mettre la main dessus quand on a égaré ses lunettes !

Alors, que faire ?

— Ça se résume à différentes sortes d'interventions, répond le Dr Gazzaley. À des moyens efficaces pour améliorer leurs facultés qui, nous le savons, évoluent avec l'âge du cerveau.

Des « interventions » ! Donc, utiliser des outils externes pour pallier nos défauts de fabrication. Ce que Dame Nature n'a pas fait pour notre mémoire, c'est à la technologie de s'en occuper.

Bien sûr, les interventions existent déjà en grand nombre. Voici le Botox pour les rides du front, le Propecia contre la chute des cheveux, le Viagra pour les pénis récalcitrants. Et le Viagra *rose* pour les femmes… sauf qu'il n'est pas encore commercialisé parce que ça ne marche pas, les dames n'étant pas sexuellement excitées à la manière des hommes. Une vérité première que les laboratoires auraient pu découvrir en économisant beaucoup, beaucoup d'argent. Par exemple en demandant à n'importe quelle femme.

La chirurgie esthétique fait, elle, des sortes de miracles pour le visage, le cou, les oreilles, les bras, les jambes, les seins, le ventre, les cuisses, le zizi (non, je ne vous donnerai pas de détails). Il est donc temps de s'occuper du cerveau.

De mon appartement de New York, je peux voir Central Park et ses joggeurs qui courent sans relâche autour du Réservoir, qu'il pleuve, vente ou fasse abominablement chaud. En me promenant dans mon quartier, je regarde à travers les fenêtres des salles de gym : des hommes et des femmes aux visages rouges ne cessent de s'agiter sur des tapis roulants ou des bicyclettes d'entraînement. Pour la plupart, ils ont atteint la soixantaine. Que font-ils là pendant la journée ? Ils ne travaillent pas ?

Sans doute. Bien qu'on puisse toujours aménager son temps pour faire ce dont on a vraiment envie.

Pendant trente ans ou plus, nous avons été des obsédés de la culture physique. Nous sommes sur le point de changer. Pour devenir des obsédés de la « culture mentale ». Bien sûr, les modes ne durent pas en matière de santé et varient aussi souvent que la longueur des jupes. Mais on peut dire qu'une nouvelle ère a débuté où il est important d'exercer son ciboulot.

Je vois à cela quatre raisons primordiales :

1. La révolution apportée par l'imagerie cérébrale, qui a permis aux neurologues d'observer le fonctionnement du cerveau et de l'améliorer.
2. La peur qu'ont les baby-boomers de la démence et leur obsession de rester vifs mentalement.
3. Des revenus financiers accrus : les baby-boomers en ont plein les poches et dépensent plus que toutes les générations précédentes depuis que le monde est monde.

4. Le pur génie des laboratoires pharmaceutiques quand il s'agit d'augmenter leurs bénéfices.

Vous combinez le tout – et que voyez-vous sur votre écran ? L'industrie de l'antivieillissement.

Là où la neurologie innove, le commerce suit. Tout en veillant à ne pas trop s'aventurer, voyons où la neurologie semble nous mener. Je vous propose les interventions de demain :

• *Gymnastique du cerveau :* programmes informatiques interactifs adaptés aux besoins personnels. Au lieu de compenser vos pertes de mémoire, ces programmes réhabiliteront votre cerveau. Vous pourrez commencer à « faire vos gammes » tous les matins sur votre ordinateur.

• *Pilules de l'intelligence :* pour améliorer votre mémoire et vos facultés cognitives en regonflant vos neurotransmetteurs.

• *Manipulations invasives :* électriques ou chimiques, elles aiguiseront vos souvenirs agréables, émousseront les mauvais, et – vous êtes bien assis ? – vous apporteront des souvenirs merveilleux d'événements que vous n'aurez jamais vécus !

• *Interventions génétiques :* manipulations des gènes liés à la mémoire. Toujours au stade de la recherche théorique, elles ont été expérimentées avec succès sur les souris de laboratoire.

• *Implants dans le cerveau :* des puces informatiques implantées, où l'on fourrerait... ce qu'on veut. Autrement dit, vous disposerez en fait d'une sauvegarde de votre mémoire.

Sympa, non ?

Commençons par la gymnastique du cerveau. Inutile d'attendre demain : un avant-goût de ce que l'avenir nous réserve est déjà à notre disposition. Des vidéos et des jeux informatiques sont depuis longtemps sur le marché, mais sans avoir l'étiquette « bienfait thérapeutique ». Désormais, Nintendo en tête, on en propose à foison aux seniors. Est-ce pour autant la nouvelle panacée universelle ?

« Ces exercices de réflexion sont en général bénéfiques, a déclaré le Dr Elizabeth Edgerly, psychologue, à un journaliste du New York Times. *Suis-je rassurée ? Pas vraiment. Nous devons être très prudents. Est-ce que ça veut dire que vous allez vous rappeler où vous avez laissé vos clés de voiture ? On ne peut pas l'affirmer. »*

Qu'en conclure ? Si ces jeux intellectuels vous amusent, vous font du bien, vous donnent l'impression d'être admirables, ne vous en privez pas. Mais n'en attendez pas des miracles !

Plus sérieuses sont les recherches effectuées par des sociétés de software en collaboration avec des laboratoires tels que celui du Dr Gazzaley pour étudier l'interaction entre cerveau et ordinateur.

— Le cerveau est branché à des systèmes d'enregistrement qui nous permettent de voir seconde après seconde celui d'une personne en train de s'adonner à un exercice d'intelligence, explique-t-il. Et de le comparer à celui d'une personne qui a une activité banale. Nous introduisons ces enregistrements dans des programmes informatiques pour mieux comprendre comment le cerveau réagit à ces exercices.

Passons maintenant aux pilules de l'intelligence. Que sont-elles exactement ?

Un concept assez flou, selon le Dr Gazzaley :

— Un médicament qui vous garde éveillé, ou un autre qui vous permet de dormir si vous êtes insomniaque, afin que vous soyez en forme le lendemain, est-il un *médicament intelligent* ? Si vous êtes déprimé et qu'on vous soigne pour que vous puissiez vous concentrer plus facilement, cela vous rendra plus intelligent ; mais l'antidépresseur que vous prenez est-il pour autant un médicament intelligent ? Sûrement. Je crois que tout médicament qui améliore le bien-être peut être considéré comme intelligent.

Selon ces propos, nous disposons déjà de tonnes de ces médicaments susceptibles de nous rendre plus intelligents. Mais ce n'est que par ricochet. Alors que les futures pilules qui, dans dix ans ou même plus tôt, seront aussi courantes que l'aspirine aujourd'hui auront un objectif bien précis : améliorer la mémoire et la cognition. Elles rechargeront chimiquement les mille milliards de liaisons entre les milliards de réseaux neuronaux qui faiblissent au fil des ans. Ce qui risque de poser des problèmes d'éthique : à partir de quel niveau faut-il être *plus* intelligent ? Quelle sera la norme ?

— Ce qui est normal pour une génération, répond le Dr Relkin, devient une pathologie ou une maladie à la suivante. Ce qu'on appelle la capacité normale d'oublier ne sera plus acceptable dans une ou deux générations.

« T'as pris ta pilule ? » va bientôt avoir une nouvelle signification !

— J'aimerais bien avoir sous la main ces pilules de l'intelligence, avoue la neurologue Judy Illes. Je suis formidablement tentée d'améliorer mon efficacité. Et, réflexion faite, je me demande : si j'en prenais, est-ce que je perdrais ma personnalité ? Les questions d'identité, d'effets à long terme, d'accessibilité pour tous posent de sérieux problèmes.

Et s'il s'avérait que duper dame Nature avait des conséquences dramatiques ? Une pilule pourrait-elle améliorer une fonction de la mémoire au détriment d'une autre, ou nous bourrer le crâne avec des futilités que nous sommes censés ignorer ?

Sur cette question, le Dr Deacon est formel :

— Il y a toujours un revers à une médaille. La force de la sélection naturelle est de prendre en considération toutes les fonctions intégrées, et non pas une seule, avant de modifier un organisme. Si l'on ignore comment fonctionne la totalité d'un système, on prend des risques en voulant en modifier l'équilibre.

Malgré ces risques, les pilules de l'intelligence pourraient paraître des merveilles, comparées aux différentes formes d'intervention invasive dont voici quelques exemples :

• Le stimulateur cérébral qui, inséré sous la peau du crâne, améliore la mémoire. Du moins en théorie. Ce procédé est utilisé pour traiter les dépressions graves.
• Les interventions chirurgicales qui donnent une nouvelle jeunesse au cerveau (un « lifting du cerveau », comme l'appelle un chirurgien).
• La possibilité future de faire des implants dans le cerveau, soit par injection chimique, soit en introduisant une mémoire artificielle. Quel genre de mémoire ? Consultez la liste : Histoire d'amour, Drame, Aventures, Policier, Comédie…

On croirait de la science-fiction, mais ça n'en est plus. Des chercheurs du Massachusetts Institute of

Technology, qui manipulent la mémoire des rats, pensent qu'un jour l'homme sera capable de se souvenir d'une nuit divine avec Marilyn Monroe. Personnellement, je préférerais une nuit avec George Clooney. À chacun ses goûts !

Passons au suivant : la mémoire devient de plus en plus extérieure. Chez les baby-boomers, elle sera bientôt en partie naturelle et en partie artificielle.

Quand Rodney Brooks, professeur de robotique, m'a fait cette étonnante prédiction, j'ai failli tomber à la renverse. Son centre de recherche a été dessiné par Frank Gehry, qui a installé un conduit de cheminée au milieu du laboratoire en lui disant :

— Chaque fois que vous ferez une grande découverte, vous enverrez une fumée blanche.

Sans être le pape de l'intelligence artificielle, Brooks pourrait envoyer un signal par jour. Avec son équipe, il s'attaque à deux problèmes majeurs : nous sommes de plus en plus nombreux à vivre plus longtemps, et la technologie nous oblige à nous souvenir de choses de plus en plus nombreuses (genre codes de carte bancaire ou digicodes).

— Comment faire pour garder tout ça en mémoire ? lance le Pr Brooks. Comment ne pas perdre la boule ? Chercher l'information, la trouver, ne pas l'oublier – se faciliter la vie ? Voilà les problèmes que nous nous efforçons de résoudre.

— C'est pour ça que la mémoire deviendra externe ?

— Dans les temps reculés, il fallait tout garder en tête. Le savoir était oral. Puis est arrivé l'écrit, et il est devenu inutile de tout retenir mentalement. Au XXe siècle, la multiplication des journaux, la baisse du prix des livres ont changé la donne. Vous n'aviez plus besoin de faire appel à la mémoire : vous aviez des bibliothèques chez vous. Maintenant, tout étant disponible sur le Web, on n'a plus besoin de bibliothèques et encore moins d'encyclopédies : Google est là pour venir à notre secours. Mais les outils dont nous nous servons sont encore primaires comparés à ce qu'ils vont devenir – du moins, je l'espère.

Brooks me parle d'un de ses collègues, le plus pur des purs futurologues, qui pense que dans vingt ans il sera capable de télécharger tout ce qu'il a en mémoire, jusqu'aux plus infimes secrets, dans une machine.

— Je trouve qu'il va trop loin, commente Brooks, mais il y croit. Pour y arriver, il doit manger sainement, vivre sainement – et suffisamment longtemps pour télécharger son salut éternel. La vie éternelle pour les gens qui ne croient pas en Dieu !

Brooks, lui, oriente ses recherches selon deux grands axes : l'informatique, c'est-à-dire les implants dans le cerveau, et l'intelligence artificielle, c'est-à-dire les robots.

En ce qui concerne ces derniers, il partage le point de vue de la majorité des futurologues : l'être humain est fait de molécules et, en principe, il doit être possible de fabriquer des robots à partir de molécules de synthèse. Des robots pourvus d'intelligence et de sentiments, ainsi que d'une mémoire (performante) incorporée. Le nec plus ultra en matière de sauvegarde de mémoire.

— Vous serez en mesure de disposer de toutes les molécules de synthèse dont nous sommes faits ?

— C'est plus que plausible. Mais les assembler dans le bon ordre, je ne sais pas si nous sommes assez intelligents pour y parvenir.

— Si vous y parveniez, la machine aurait une intelligence émotionnelle ?

— *En principe*.

— Elle aurait autant de plaisir que j'en ai à vous écouter ?

— Je l'espère. Depuis des milliers d'années, la science n'a pas eu droit au chapitre. Pourquoi tout ce débat autour de Galilée ? En partie parce que les gens croyaient que Dieu avait créé le monde pour nous. La Terre était le centre de l'Univers. Puis Galilée a dit : « Non, nous tournons autour du Soleil ! » Et les gens ont répliqué : « Impossible qu'il en soit ainsi ! C'est horrible ! » Maintenant, nous disons : « Nous faisons partie du monde animal ? Impossible, nous sommes spéciaux ! » Et quand Gary Kasparov, le champion d'échecs, a été battu par l'ordinateur d'IBM Deep Blue, il a déclaré : « Au moins, il n'y a pris aucun plaisir ! » Une machine froide et calculatrice ne pouvait rien ressentir. Mais à présent, vous me demandez si un robot pourra éprouver des émotions ? La preuve que nous voulons être spéciaux.

À ce moment de notre rencontre, j'ai pris un risque :

— Vous allez excuser mon sans-gêne ?

— Bien sûr.

— Vous êtes couché avec votre femme.

— Oui.

— Vous faites l'amour.

— Oui.

— Vous atteignez l'orgasme.

— Oui.

— Croyez-vous, *en principe*, qu'un ordinateur pourrait reproduire ce moment ?

— En principe, la réponse est oui. Mais ma femme n'aimerait peut-être pas l'avoir dans son lit !

Le Laboratoire de robots humanoïdes met au point des robots qui ne ressemblent ni à ceux de Hollywood ni à des humanoïdes.

Hauts de soixante centimètres, comportant des protubérances qui évoquent de très loin une tête, un torse et des membres, ils exhibent des millions d'engrenages, câbles, ressorts, moteurs, circuits imprimés, fils, en veux-tu en voilà. On n'a fait aucun effort pour leur donner figure humaine, à l'exception d'une caricature de visage d'enfant souriant et d'un écriteau qui dit : « BONJOUR ! JE M'APPELLE MERTZ. INTERAGISSEZ AVEC MOI ! J'ESSAIE D'APPRENDRE À RECONNAÎTRE LES DIFFÉRENTES PERSONNES. »

Brooks a toute une liste de projets pour ses robots :

— Pour commencer, je veux qu'ils aient la capacité d'un enfant de deux ans à reconnaître les objets. Car un enfant de cet âge peut entrer dans une pièce où il n'est jamais venu, regarder des objets qu'il voit pour la première fois et les nommer.

» Ensuite, je veux qu'ils s'expriment comme un enfant de quatre ans et qu'ils aient la dextérité manuelle d'un enfant de six ans. À cet âge, on sait lacer ses chaussures et accomplir tout ce que fait un ouvrier manuel.

» Enfin, ils devront avoir la compréhension sociale d'un enfant de huit ans. C'est-à-dire être capables de faire la différence entre ce qu'une personne dit et ce qu'elle croit.

— Mais où se trouve la mémoire, dans tout ça ?

En voyant sa grimace, je comprends que j'ai fait fausse route.

— Pour moi, il est évident qu'à deux ans un enfant possède déjà une mémoire complète, rétorque-t-il.

— Donc, tous vos projets présupposent que vos robots aient une mémoire ?

— Bien sûr.

Mertz continue à sourire.

Les robots humanoïdes à mémoire humaine ne sont pas pour demain. Mais qu'en est-il des implants au cerveau ?

Brooks prend la tangente pour répondre :

— J'utilise un iPod comme mémoire annexe. Il m'a coûté quatre cents dollars. En 2003, pour ce prix, je disposais d'une mémoire huit fois moins puissante. Au train où ça va, en 2013, toute la bibliothèque du Congrès tiendra dans un iPod. En 2020, tous les films du monde, toutes les émissions de télévision jamais produites pourront être sauvegardés sur un iPod.

Voilà une mémoire externe plutôt maousse !

— Mais en quoi est-ce que ça affecte notre mémoire interne ?

— Bon, ce que je vais vous dire va vous sembler étrange… Dans le monde, il y a cent mille personnes qui ont des puces dans le cerveau parce qu'elles sont devenues sourdes et vivent avec des implants cochléaires. Un ordinateur dans la tête relayant l'oreille aux nerfs, elles peuvent entendre à nouveau. On étudie la dégénérescence maculaire ; quelques personnes ont des puces implantées dans la rétine, et d'autres des caméras externes reliées à des puces implantées dans le cortex visuel…

» Dans vingt ans, je prédis que nous aurons accès à la mémoire grâce à la technologie. À l'heure actuelle, nous ouvrons notre ordinateur et allons sur Google pour trouver le renseignement dont nous avons besoin. Dans l'avenir, on peut imaginer qu'il suffira d'y *penser*.

Nous aurons des liaisons entre nos centres du langage et un navigateur Web virtuel dans notre cortex visuel, et il suffira de penser à ce que nous désirons savoir pour que le résultat s'affiche dans notre esprit.

» Quand j'en parle, les gens me rétorquent : “Seuls les sourds acceptent d'avoir des implants, pour entendre à nouveau. Les autres n'en voudront jamais !” Je ne suis pas d'accord. Les gens feront *n'importe quoi* !

» Il est vrai que beaucoup ont peur du progrès. Nous sommes comme ça. Notre technologie a évolué depuis des milliers d'années sans que la peur de l'inconnu disparaisse. On craint toujours que les choses empirent, et c'est un peu vrai. Nous serions dans un sacré pétrin si on nous abandonnait dans une caverne où nous devrions allumer un feu.

Applaudissons donc au progrès. Toutefois, cette puce implantée dans mon cerveau et qui a une super-mémoire ressent-elle les émotions ? Peut-elle me rappeler un grand moment de bonheur inscrit dans ma tête ? Me faire revivre des sensations aussi variées que le plaisir, la gaieté, la curiosité ? Et l'amour ?

Si la réponse est oui, pourquoi pas ?

Mais je ne veux pas être ingrate envers la mémoire que m'a donnée dame Nature et qu'elle a peaufinée pendant des millions d'années. En réalité, je lui suis terriblement reconnaissante.

Alors, je vous salue, dame Nature.

Je vous salue, mémoire – la vôtre, la mienne et celle de Machin-Chose.

Mais comme il serait agréable de ne plus jamais avoir à dire :

Où sont passées donc mes lunettes ?

J'ai encore la mémoire qui flanche !

Remerciements

Lire tout ce qui a été écrit par les meilleurs spécialistes est une excellente chose, et je ne m'en suis pas privée. Mais l'essentiel n'est pas là. L'apport le plus précieux découle d'entretiens en tête à tête, de questions et réponses spontanées, de parcours buissonniers où, au détour d'un chemin, on découvre des paysages insoupçonnés.

Voilà quarante ans que j'écris pour des magazines. J'ai rédigé des montagnes d'articles, rencontré des centaines de gens, et j'ai appris une chose : rien – ni les livres et journaux scientifiques, ni les thèses, ni les e-mails, ni la consultation (presque divine) des banques de données de Google –, rien, donc, ne remplace une bonne discussion à bâtons rompus.

Pour préparer ce livre, j'ai eu de nombreux entretiens qui ont respecté ce schéma. Certains, pour des raisons logistiques, ont dû se dérouler par téléphone – ce n'est pas l'idéal, mais au moins il reste la voix et la spontanéité. Je remercie tous ceux qui m'ont apporté leur concours et leurs connaissances :

Simon BARON-COHEN, professeur de psychopathologie comportementale ; directeur du Centre de recherches sur l'autisme du département de psychiatrie, Cambridge University, Angleterre.

Michael Schnaider BEERI, professeur-assistant de psychiatrie, Mount Sinai School of Medicine, New York.

Rodney BROOKS, professeur de robotique et ancien directeur du Laboratoire de science informatique et d'intelligence artificielle, Massachusetts Institute of Technology, Cambridge, États-Unis.

Terrence DEACON, professeur d'anthropologie biologique, University of California, Berkeley.

Gayatri DEVI, professeur associé de neurologie et de psychiatrie, New York University School of Medicine ; directrice du New York Memories Services.

Adam GAZZALEY, professeur de neurologie et de physiologie ; directeur du Centre d'imagerie neuroscientifique, University of California, San Francisco.

Judy ILLES, professeur de neurologie et présidente du Centre de recherche canadienne d'éthique et de neurologie, University of British Columbia, Vancouver.

William JAGUST, professeur de santé publique et de neurologie fondamentale, University of California, Berkeley.

Arthur F. KRAMER, professeur de neurologie et de psychologie, University of Illinois d'Urbana-Champaign.

Richard E. POWERS, président du comité scientifique consultatif de la fondation Alzheimer.

Norman RELKIN, professeur associé de neurologie clinique et fondamentale ; directeur du programme « Troubles de la mémoire », Weill Cornell Medical College, New York Presbyterian Hospital.

Daniel L. SCHACTER, William R. KENAN Jr., professeurs de psychologie, Harvard University.

Margaret Sewell, professeur assistante clinique de psychiatrie ; directrice du programme « Amélioration de la mémoire », Mount Sinai School of Medicine, New York.
Jeremy M. Silverman, professeur de psychiatrie, Mount Sinai School of Medicine, New York.
David Sinclair, professeur associé de pathologie, Harvard Medical School.
Meir Stampfer, professeur de nutrition et d'épidémiologie, Harvard School of Public Health.

Je suis surtout redevable au Dr Barry Gordon, professeur de neurologie fondamentale et de thérapie cognitive, et fondateur de la Clinique de la mémoire du Johns Hopkins Medical Institutions de Baltimore ; et au Dr Yaakov Stern, professeur de neuropsychologie clinique au Columbia University Medical Center à New York et chef du Centre des troubles de la mémoire au New York State Psychiatric Institute.

Ils m'ont aidée au-delà des mots – or, ce qui compte, ce sont les mots. En plus de leur immense savoir, ils m'ont fait partager leur passion. J'en ai eu de la chance !

M. W. L.

TABLE DES MATIÈRES

Composé par Nord Compo
à Villeneuve-d'Ascq (Nord)

Imprimé en France par

MAURY-IMPRIMEUR
à Malesherbes (Loiret)
en septembre 2010

POCKET – 12, avenue d'Italie - 75627 Paris cedex 13

N° d'impression : 158198
Dépôt légal : Octobre 2010
S19711/01